Health

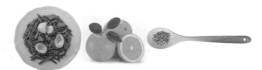

吃对食物，女人
健康100分

陈治锟 / 主编

U0385894

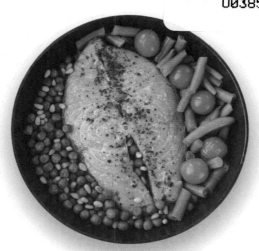

黑龙江科学技术出版社
HEILONGJIANG SCIENCE AND TECHNOLOGY PRESS

图书在版编目（ＣＩＰ）数据

吃对食物，女人健康 100 分 / 陈治锟主编 . —— 哈尔滨：黑龙江科学技术出版社，2021.9
ISBN 978-7-5719-1019-8

Ⅰ .①吃… Ⅱ .①陈… Ⅲ .①女性 – 食物养生 – 基本知识 Ⅳ .① R247.1

中国版本图书馆 CIP 数据核字 (2021) 第 121784 号

吃对食物，女人健康 100 分
CHI DUI SHIWU,
NÜREN JIANKANG 100 FEN

主　　编	陈治锟
策划编辑	
封面设计	深圳·弘艺文化 HONGYI CULTURE
责任编辑	孙　雯
出　　版	黑龙江科学技术出版社
地　　址	哈尔滨市南岗区公安街 70-2 号
邮　　编	150007
电　　话	（0451）53642106
传　　真	（0451）53642143
网　　址	www.lkcbs.cn
发　　行	全国新华书店
印　　刷	哈尔滨市石桥印务有限公司
开　　本	710mm×1000mm　1/16
印　　张	13
字　　数	200 千字
版　　次	2021 年 9 月第 1 版
印　　次	2021 年 9 月第 1 次印刷
书　　号	ISBN 978-7-5719-1019-8
定　　价	39.80 元

目 录
CONTENTS

PART 01 女性健康小常识

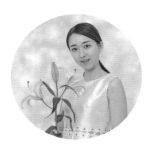

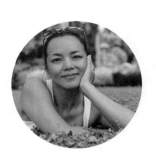

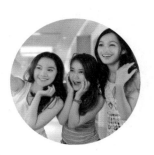

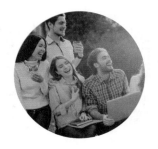

PART 02 健康女人离不开饮食滋养

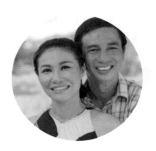

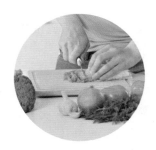

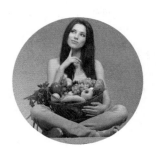

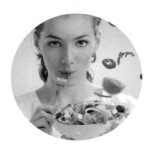

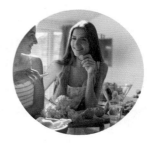

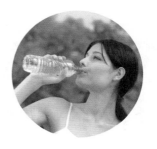

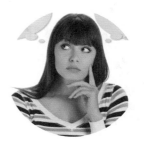

PART 03 健康身体离不开好的饮食习惯

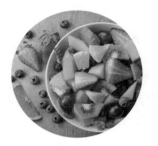

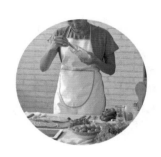

PART 04 吃对食物，做美丽女性

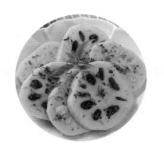
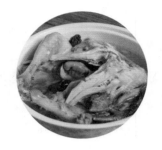
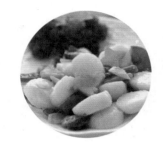

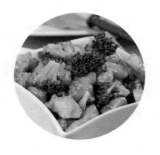
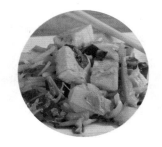
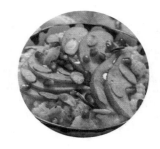

PART 05 常见女性亚健康症状及食疗方

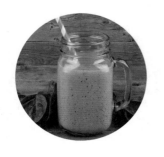
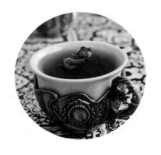
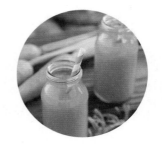

PART 06 中医按摩法，为女性健康锦上添花

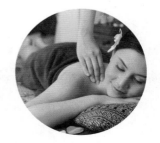

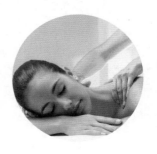

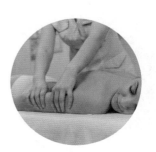

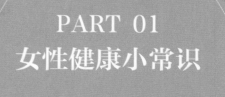

PART 01
女性健康小常识

"身体是革命的本钱"，只有拥有健康的身体，
才能给家人带来幸福和健康的生活。想要调养好
身体，首先对自己的身体要有所了解。作为
女人，你了解自己不同年龄段的生理特
点吗？当代女性，正面临哪些健康
问题？本章将为您一一解答。

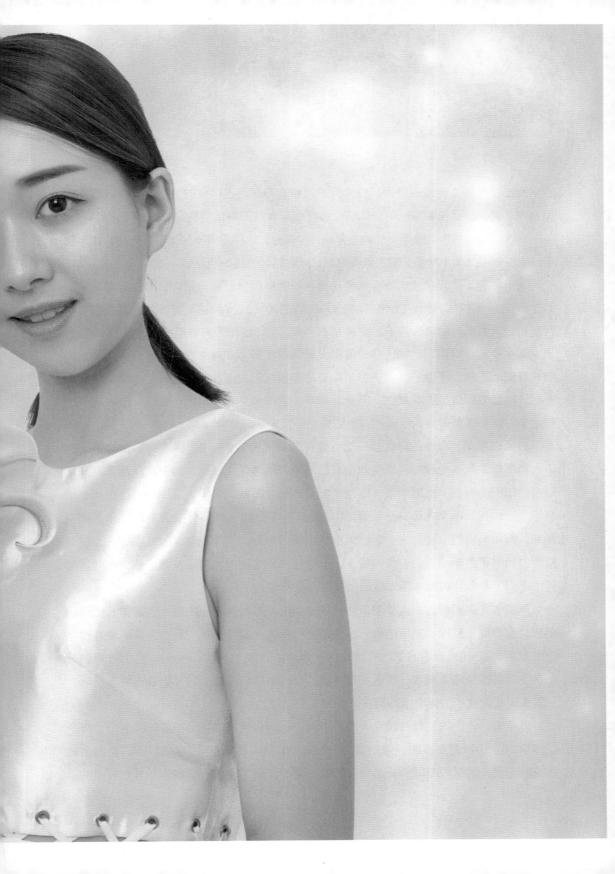

一、女性的不同之处

女性若想拥有健康的身体，日常的护理和调养是必不可少的。当然，在进行护理和调养之前，需要了解自己的身体结构与特点。女性的身体结构有哪些不同之处呢？

青春期到来后，男性和女性的差异越来越明显，这种差异不仅体现在外在，也体现于内在。都说女大十八变，进入青春期后，女性特征会逐渐明显。

通常情况下，女孩子的青春期会比男孩子的稍微早一两年到来。女孩青春期开始的年龄在8～13岁，而男孩青春期开始的年龄在10～15岁。这与营养摄入是否充足、合理有较大关系，如果营养不足或营养不均衡，则可能导致青春期推后。

女性步入青春期后，体内会分泌出大量的雌激素，它对女性的身体至关重要，影响着骨骼、皮肤、汗腺、乳房、卵巢和子宫等器官的发育。女性进入青春期以后，从乳房开始发育到月经初潮来临，需要2～3年，紧接着会长出阴毛、腋毛，全身皮下脂肪增多，体态逐渐丰满，就连声音也变得又细又尖。

进入青春期，女性的身体最开始有变化的是乳房，9～10岁便会开始发育，这是步入青春期的第一个标志。乳房的发育最开始表现为乳头突出，两三年之后乳腺开始发育，里面的脂肪、血管增多，使整个乳房凸起，接着乳晕（乳头四周的棕色圈）逐渐增大、明显，整个乳房充分发育，3/4的女孩直到16～19岁才发育得与成年人相差无几。两侧乳房的发育有先有后，大小也可能不对称，这是正常现象，在进一步成长发育时通常可自然消失。一般情况下，女性在十六七岁时乳房便发育成熟。此时乳房外形丰满，两侧乳房大小基本接近，但不完全相等。

伴随着乳房的增大，女孩的下体会长出阴毛，随着青春期的继续，这些长出的阴毛将会变得越来越黑、越来越粗、越来越多，形状也会变得更加卷曲，向阴阜及腹壁中部发展。直到20岁左右它才变成成人的模样：浓密、粗黑、卷曲，呈倒三角形分布。女孩们可能还会发现，进入青春期后，自己的胳膊、腿上也开始长出许多汗毛。一般来说，女孩子的体毛不如男孩子多。

青春期，外阴的发育表现为大阴唇丰满，小阴唇增大延长，覆盖住阴道口，阴道长度增加。10岁时女孩的阴道只有3厘米长，12岁以后能长到7厘米。阴道黏膜也随之成熟起来，阴道内的碱性分泌物在阴道杆菌的作用下变成酸性液体，具有较强的杀菌能力，增强了机体对细菌侵袭的抵抗力。此时，子宫也会增大，肌肉变厚，整个子宫体要比青春期之前增大一倍。不过，女孩步入青春期后，卵巢的变化最大，它不仅体积变大，而且还把卵泡孕育成熟，开始排卵，同时周期性地分泌性激素，于是初潮到来了。

月经来潮是女性青春期发育必然出现的生理现象，也是女性发育中独有的现象。月经初潮时卵巢的功能尚未发育完成，亦不稳定，约在一年内才逐步按月来潮。我国女子的月经初潮年龄范围一般在10～16岁。

进入青春期，女孩的身体快速长高、长胖。由于人体全身骨骼的增长速度并不完全相同，因此骨骼框架会发生变化，少女们会发现自己的腿比以前显得修长了。在9～14岁的这几年间，少女的身高平均每年增长6～8厘米，多者可达10～13厘米。如果身高增长太快，有可能会出现脚痛、关节痛的症状，这说明体内的钙质供应不足，所以平时饮食中要多注意补钙。一般在16岁之后，生长速度变得很慢或停止。从骤长到停止生长，女孩平均会长高约25厘米。而体重的增加不仅和骨骼的增长有关，也和肌肉、皮下脂肪的增加有关，皮下脂肪的分布以乳房、臀部、上臂内侧等处为多。皮下脂肪的增长是持续的，有时甚至可能达到肥胖的程度。这种情况一定要引起注意，为了避免以后忍受减肥的痛苦，一定要保证营养和能量的获取与身体消耗的平衡。正常情况下，青春期体重平均每年增加5～6千克比较合适。

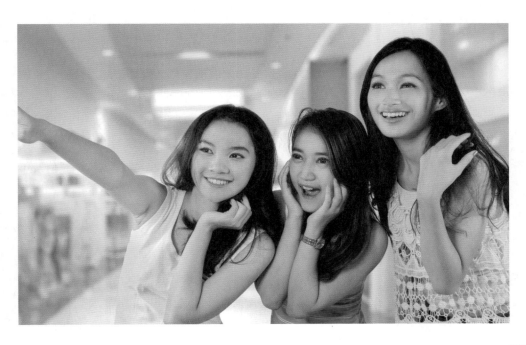

二、女性生命的各个时期

作为一个女性，你知道女性的生命要经历哪些过程吗？在每个阶段中，身体的结构和功能又有哪些不同的变化呢？随着年龄的增长，医学上将女性的一生分为六个阶段，即新生儿期、幼儿期、青春期、性成熟期、更年期及老年期。但是，六个阶段没有明确的年龄界限，而且女性可受遗传、营养及环境和气候等因素的影响而出现差异。

1.新生儿期

出生后的4周内为新生儿期，是新生儿适应周围环境的时期。女婴出生后，因在母体内受到胎盘所产生的雌激素影响，其性器官早已形成，子宫、卵巢、乳房等都有一定程度的发育。有的女婴出现乳房肿胀或有少量乳汁分泌，以及少量阴道出血等，都是正常的生理现象。

2.幼儿期

新生儿期之后至12岁左右为幼儿期。在10岁以前，幼儿身体持续发育，但生殖器官仍为幼稚型，发育缓慢。一般从10岁开始，原为腹腔脏器的生殖器官——子宫、输卵管、卵巢等下降到盆腔内，女性特征也开始出现，如骨盆渐变宽大，臀部日益发育，再过1～2年，乳房也逐渐发育，小姑娘慢慢向大姑娘转变。尽管人种、地区、民族和时代不同，但是女性的身高、体重及各部位的长度、围度、宽度的年增长值及年增长率均有明显的阶段性。

3.青春期

青春期是指女性从月经初潮至生殖器官发育成熟这一阶段，一般为13～18岁。青春期是童年幼稚的生殖器官向成熟的生殖器官过渡的时期，在此期间全身体格及生殖器官迅速发育，性功能也逐渐成熟，卵巢增大，开始产生性激素。在性激素的作用下，内生殖器开始发育增大，如阴道增长变宽、表层黏膜变厚且形成皱襞等。与此同时，女性第二性征逐渐形成：乳房发育，丰满隆起；骨盆变得宽大；皮下脂肪使大腿、胸、肩部更加丰满；阴毛、腋毛开始生长，形成了女性特有的体态。女性进入青春期后，下丘脑－垂体－卵巢轴功能变得十分活跃，下丘脑开始周期性地分泌促性腺激素，控制垂体－卵巢的活动和月经周期。这就形成了女性青春期后月复一月的性激素的规律性波动，即月经周期。

4.性成熟期

　　女性性成熟期约18岁开始，大约经历30年。进入性成熟期后，卵巢的生殖功能和内分泌功能进入女性一生中最旺盛时期。在这个时期内，下丘脑－垂体－卵巢轴功能规律地运转，卵巢每月排卵1次，月经周期稳定而规律，生殖器官发育成熟，完全具备生育的能力，尤其在25～30岁，生殖功能最为旺盛。此时，也是女性精力最旺盛、

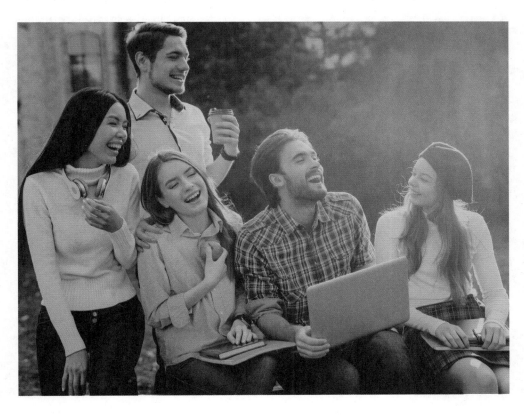

学习和工作效率最高的时期。30岁以后，子宫收缩力逐年减弱，骨盆底肌肉和韧带的弹性也有所降低，难产的发生率相对增加。

5.更年期

更年期是由生育期进入老年期的过渡阶段。更年期一般发生于45~55岁间。更年期可分三个阶段：绝经前期、绝经期和绝经后期。

（1）绝经前期：在此阶段，卵巢内的卵泡数量明显减少，雌激素分泌也开始减少，无排卵，但仍可有正常月经。

（2）绝经期：此阶段卵巢功能进一步衰退，卵泡的性激素分泌进一步减少，以至于性激素变化不足以引起子宫内膜的脱落出血形成月经。此情况可经历一年以上，最后一次月经即称为绝经。我国妇女绝经平均年龄为49.5岁，80％在44~54岁。

（3）绝经后期：绝经后卵巢进一步萎缩，内分泌功能进一步消退，生殖器官开始萎缩。

（4）女性在更年期由于卵巢功能衰退，致使神经及内分泌系统发生一系列变化，部分女性由于体质较弱，兼有精神负担，一时适应不了这些生理变化，便出现一系列功能紊乱的症候，如紧张、情绪不安、好哭、生气、气短、发热、失眠等情况，称为更年期综合征。

6.老年期

一般认为60岁以后称老年期。在此期间，月经完全停止，卵巢的内分泌功能明显减退，性激素的分泌水平降低，生殖器官开始萎缩，阴道内膜皱褶消失，子宫缩小，乳房瘪塌，毛发花白，牙齿脱落，眼睛视力减退，腰弯背驼，皮肤失去弹性而且出现老年斑。进入更年期及老年期后，由于盆底组织的松弛，有可能导致子宫脱垂及阴道膨出。此时应注意定期进行检查，及时防病治病。

三、女性调养，注重"七七节律"

想要拥有健康的体魄，除了要遵循自然规律和健康的生活规律之外，人体的生理变化规律也不应忽视。以人体生理变化规律为基础，根据人体在每个周期内的变化而进行相应的调养，往往能起到事半功倍的效果。早在《黄帝内经》中就提出了"七七节律"的女性调养之道，根据女性每个阶段的生长特性，提出相应的调养方法。

1. "一七""二七"——发育期和青春期

"一七"，即7岁，《黄帝内经》中讲："女子七岁，肾气盛，齿更发长。"即女子到了7岁的时候，肾气开始充实，头发茂盛，牙齿更换。女子肾气充足的一个表现就是头发乌黑粗壮，7岁后女孩子的头发生长较快，这是精血充盈的表现。另外，乳牙开始脱落，换成新牙。

"二七"，即14岁，《黄帝内经》有云："二七而天癸至，任脉通，太冲脉盛，月事以时下，故有子。"天癸对女子来讲，即今天所说的雌激素，古人认为其是一种主宰人类生殖能力的基本物质。女子14岁时，肾气充盛，大多数女孩已经来月经了，骨骼也在不断发育，对营养的需求量也在不断增加，此时是身体生长发育的高峰阶段。

饮食需求——合理饮食、营养均衡

"一七""二七"这两个阶段，女孩的身体发育非常迅速，从长头发、换牙、骨骼发育到卵子成熟、月经来潮，这些过程都要求平日饮食要营养均衡，多食富含蛋白质、维生素以及钙、铁、锌、硒等矿物质的食物，以保证健康成长。

此阶段的女孩应常喝乳制品，以保证钙质的摄入，促进骨骼的生长；多食富含蛋白质的食物，如鱼类、蛋类、瘦肉类、虾等；多吃补血食物，如桂圆肉、红豆、菠菜、大枣、动物肝脏等；多吃蔬菜、瓜果、菌类食物以保证维生素C、维生素E的摄入。饮食不宜太精细，多吃五谷杂粮，如糙米、玉米、高粱、小米、荞麦等，以保证B族维生素和维生素D的摄入。适当食用果仁类食物，如核桃、花生、杏仁、松子、芝麻等，有补脑益智的作用，对大脑发育有着积极的作用。

2. "三七" "四七" —— 青壮年期

"三七"，即21岁。《黄帝内经》中讲："三七，肾气平均，故真牙生而长极。"到21岁的时候，肾气开始推动人的生殖功能的发育。"真牙"即智齿，此阶段智齿就会生出来，表明已长到了极点。也就是到21岁的时候，女子发育快要到头了。

"四七"，即28岁。《黄帝内经》中说："四七，筋骨坚，发长极，身体盛壮。"到了21岁，女性的身高就会停止增长，但是，她的肾精和肾气仍然在往高处走。这些能量不是去增加她的身高，而是在不断地充实她的内脏组织和功能器官，外在的表现就是筋骨壮。

饮食需求——调经丰胸、益气养血

"三七"阶段的女性，要注意丰胸。因为在此阶段乳房有多大，将来就是多大了。这个年龄阶段的女性应多吃富含维生素E的食物，如花椰菜、甘蓝、菜籽油、豆类、葵花子油、猪肝、牛乳、牛肉等食物。另外，鳄梨中丰富的不饱和酸及维生素A、维生素E、维生素C等不仅能促进乳房发育，还能防止乳房变形。此外，此阶段的女性还容易出现月经不调、痛经等现象，此时调养重在祛寒气、化瘀血，应适量吃具有散寒祛瘀功效的药材及食材，如益母草、田七、当归、黄芪、乌鸡、山楂、陈皮等。

"四七"阶段的女性，体格强健，身体各方面功能比较好，调养重在益气养血，让自己更加美丽动人。应适量食用阿胶、当归、黄芪、党参、山药、桂圆肉、动物肝脏、黑豆、菠菜、红肉等具有益气补血功效的药材和食材。

3. "五七" "六七" —— 中年期

"五七"，即35岁。《黄帝内经》中记载，女子"五七，阳明脉衰，面始焦，发始堕"，意思是女子到了35岁左右时，阳明脉就开始出现了衰退的迹象，面容开始憔悴，脸上开始有皱纹了，头发也开始脱落了。

"六七"，即42岁。《黄帝内经》中说："六七，三阳脉衰于上，面皆焦，发始白。"当"三阳脉衰于上"的时候，人的胃和大肠就开始衰弱了。到了42岁的时候，女人脏器的功能都开始衰退，手太阳小肠经、足太阳膀胱经、少阳经（包括胆和三焦）这三阳脉也都有衰退迹象了。此时女性表现出脸发黑、发黄，头发干枯，出现了白头发。

饮食需求——养精补血、健脾益胃

"五七"阶段，女性脱发的现象会越来越严重。从中医角度来看，脱发的原因在于精血不足。另外，脱发的人心火都比较旺，当女性到35岁时，脸色不好看了，自信也逐渐不足，担心的事、发愁的事也多了，就容易掉头发。因此，处于"五七"阶段的女性，重在养精补血、保持心情舒畅、消除压力，要多吃补血安神的药材及食材，如当归、桂圆肉、酸枣仁、黑米、菠菜、大枣、动物肝脏等。

"六七"阶段的女性，一定要照顾好自己的消化功能和吸收功能，让胃温暖点儿，让小肠温暖点儿。因此处于"六七"阶段的女性，重在健脾养胃，要多吃健脾胃的药材及食材，如黄芪、山药、党参、佛手、砂仁、陈皮、白术、鸡内金、山楂、猪肚、牛肉、鲫鱼、玉米等。

4. "七七""八七"—— 中老年期

"七七"，即49岁。《黄帝内经》中说，女子"七七，任脉虚，太冲脉衰少，天癸竭，地道不通，故形坏而无子也"。意思是说，女子在49岁左右的时候，任脉已经虚弱了，太冲脉也开始衰微了，天癸也将枯竭，地道就不通畅了，所以形体开始出现变化，不能生育了。

女性在这个时间段（49～56岁），就处于衰老期了，身体逐渐走下坡路。这个时候也正是更年期，任脉、太冲脉、身体的阴精逐渐衰老或枯竭，所以形体也逐渐发生变化，天癸、精气、阴液等维持女性生命的物质基础逐渐衰弱，所以逐渐地失去了生育能力。

"八七"，即56岁。女性到56岁这个年龄，身体各项功能衰退加快，筋骨没有弹性，骨骼也没了韧性。筋在人体中有一个作用是固定骨骼的位置，一旦筋不能动，骨头就没了保护，很容易受伤。

饮食需求——补血安神、增加钙质

"七七""八七"这两个阶段的女性，摆脱了怀孕、生子、哺乳、抚养的沉重负担。女性只要安全度过这两个阶段，寿命一般比男性要长。这阶段的女性易出现潮热、盗汗、易怒、失眠、抑郁等症状，就是所谓的"更年期综合征"，应多吃养心安神、补气益血的药材及食材，如灵芝、天麻、海参、猪心、莲子等。

此阶段女性饮食宜清淡，应控制热量的摄入。摄入过多热量会引起肥胖，而肥胖又会导致糖代谢异常，增加心脑血管疾病的发病率。宜选用植物油，如菜籽油、葵花子油等；多食少胆固醇的食物，如蔬菜、水果、瘦肉、鱼类、豆制品等；增加钙质的摄入；限制食盐的摄入；忌食辛辣刺激性食物，如烈酒、咖啡、浓茶以及辣椒、胡椒粉等。

5. "八七"之后 —— 老年期

人在五十六岁之后，会出现头发枯槁、牙齿脱落的问题。很多老年人到了这个年龄，一张嘴全是假牙。头发也很稀疏，即便没掉，剩下的也全白了。这个阶段的女性，身体各项功能逐渐在衰退，骨骼也比较脆弱，一不小心就容易骨折，许许多多的老人病也接二连三而来。

饮食需求——补脾健胃、增钙补肾

"八七"之后的老年女性，更需重视饮食。老年人牙齿易松动和脱落，咀嚼肌变弱，消化液和消化酶分泌量减少，胃肠消化功能降低。因此，饭菜质地以软烂为好，可采用蒸、煮、炖、烩等烹调方法。尽量避免选择纤维较粗、不宜咀嚼的食物，肉类可多选择纤维细的、肉质嫩的羊肉、鱼肉，牛奶、鸡蛋、豆制品都是不错的选择。

老年人五脏虚弱、气血不足，而老年人补养又以调补脾肾最为重要。补脾健胃对延缓衰老、增强脏腑功能、防病抗病都有积极作用，特别对平时脾胃虚弱的老年人更为有益。日常生活中的食物，如山药、茯苓、大枣、芡实、扁豆、薏米、栗子、糯米、黑米、高粱、燕麦等都具有健脾补气的作用，宜常吃。

对于老年人来说，饮食养生除补脾健胃之外，还应注意补肾。根据阴虚、阳虚的不同，补肾又分为补肾益精和补益肾气两种。日常生活中常用的补肾益精的食物包括海参、牡蛎肉、淡菜、鱼鳔、黑芝麻、桑葚；补益肾气的食物有核桃、冬虫夏草、莲子、猪肾、虾等。补肾可与补脾同时进行，即所谓的"补先天以养后天"。

四、现代女性面临的健康问题

作为现代女性，她们已经不像过去那样"男主外，女主内""大门不出二门不迈"，现代女性已经和男性一样，勇敢地走上工作岗位，成为了职场中很重要的角色。女性在追求自己职业生涯的同时，还要承担家庭中的很大一部分责任，加之现代社会生活节奏快，带来的后果除了令女性压力倍增，还使女性的健康状况大打折扣。

1.卵巢早衰

由于心理压力过大，现代化家用、办公用电器辐射等环境污染，以及吸烟（包括被动吸烟）、缺少体育锻炼等，现代女性身体抵抗力越来越弱，各脏器功能提前衰退。加之女性的生理功能靠卵巢维系，在上述种种因素的影响下，原来应在45～55岁才会出现的卵巢功能衰退提前出现。此外，青年女性高发的某些自身免疫疾病也可累及卵巢，使卵巢功能衰退。此类疾病发病率逐年增高，甚至有可能使女性的更年期提前到来。

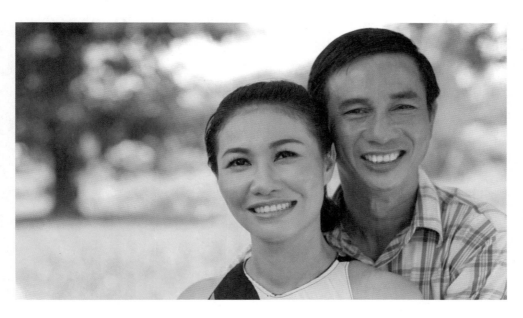

2.内分泌失调

现代女性工作家庭两不误，每天起早贪黑，经常加班、熬夜，容易导致新陈代谢失调。尤其是每晚睡眠不足的女性，身体新陈代谢很容易出现问题。同时，大脑-垂体-卵巢的功能出现失调，从而引起月经周期改变，导致内分泌失调，出现月经紊乱、面部长痘和斑等症状。此外，新陈代谢缓慢，血液循环不畅，还会减缓体内废物、毒素等物质的排出速度。

3.妇科炎症

现代女性经常坐着，缺乏体育锻炼，容易导致下半身血液循环不畅。例如，总跷二郎腿会妨碍腿部血液循环，造成盆腔内气血循环不畅，导致女性原有的某些妇科炎症加重。此外，长时间坐姿不佳，还可能引起慢性附件炎，导致病原体经阴道上行感染并扩散，继而影响整个盆腔。尤其是在经期，久坐容易使经血不畅，造成慢性盆腔充血，刺激周围神经而造成肿胀。

4.不孕

女性由于长期久坐，月经前及月经期常出现剧烈疼痛，即常见的痛经。这是因为久坐加之缺乏运动，导致气血循环不畅。有些是因久坐导致经血流入输卵管、卵巢，引起下腹痛、腰痛，致使卵巢出现巧克力囊肿，这是导致不孕的原因之一。此外，气滞血瘀也易导致淋巴或血行性的栓塞，使输卵管不通。更有因久坐及体质较差，使子宫内膜组织因气滞血瘀而增生至子宫外，从而引起子宫内膜异位，导致不孕。

五、合理饮食、睡眠充足、情志调畅，让女人美丽健康

女人的美丽健康受众多因素的影响，其中饮食、睡眠与情志是其中最重要的三个因素。合理的饮食搭配、充足的睡眠、愉悦的情志如同神奇的化妆品，能让女人保持健康、变得更有魅力。因此，在日常生活中，女性朋友要注重饮食健康，保证良好的睡眠，调节好个人情绪，让心情舒畅，这样才能更美更健康。

1.饮食注重合理搭配

饮食调养需注重搭配，我国古代《黄帝内经》就主张："五谷为养，五果为助，五畜为益，五菜为充，气味和而服之，以补益精气。"这说明掌握科学的饮食搭配原则很重要。"玉谷为养，五果为助"，是说人体每天必须摄入一定量的主食和水果，这是被历代养生家一直提倡的饮食之道。中医认为，五谷可以补肾，肾气盛则头发多。女性适当吃些五谷杂粮对秀发非常有益。例如，五谷中的玉米因其有护发、滋润肌肤、丰胸、减肥、保护眼睛等功效，深受青年女性的欢迎，中老年女性常食也能增强人体新陈代谢能力、调整神经系统功能，有很好的降血脂、降血清和降胆固醇的作用。"五畜为益，五菜为充"，则是说饮食当有荤有素，合理搭配。肉类含有丰富的蛋白质，是人体脂肪的主要来源，女性适当吃些肉类可丰肌体、润泽皮肤；蔬菜富含多种维生素、矿物质及膳食纤维等，可强身健体、排肠毒。可见荤素搭配合理才更有益健康。所以，对于女性而言，饮食调理一定要注意搭配，这才是健康饮食的关键。

2.健康女人是睡出来的

睡眠不足会导致女人皮肤干燥，漂亮的脸蛋就会像枯萎的花朵一样凋零。沉积的色素会形成让你无法摆脱的黑眼圈和眼袋；油脂分泌过多会让你的脸每天油油的，长出大大小小的痘痘；皮肤老化、粗糙黯淡，不得不用厚厚的粉底来遮掩。然而，哪个女人不想拥有婴儿般柔滑细嫩的肌肤呢？这就要求保证良好的睡眠质量，良好的睡眠

能更有效地保障女性红润的气色，是任何化妆品所无法比拟的。

《黄帝内经》中说："卫气不得入于阴，常留于阳。留于阳则气满，阳气满则阳跷盛，不得入于阴则阴气盛，故目不瞑矣。"我们所说的失眠在《黄帝内经》中称为"不得卧""目不瞑"。《黄帝内经》里讲，人的睡眠由心神控制，情志失常、过劳过思等因素都可能导致心神不安、神不守舍、阳不入阴，不能由动转静进入睡眠状态，这就是失眠。

"胃不和则卧不安"，"不和"是指阴阳失调、脏腑的运化失调。胃主受纳，其气宜降。如果胃的功能失调，胃气失于和降，则上逆扰动心神，导致失眠。因此，晚餐不宜吃得过饱，宜吃一些清淡的食物。睡前可吃一些养心阴、益睡眠的食物，如蜂蜜、牛奶、大枣等。

"顺四时而适寒暑"，《黄帝内经》的"天人合一"理论充分体现了人与自然的和谐。天有四时，人睡眠也应该顺应四季阴阳消长的规律。一般在春夏季节应晚睡早起，秋季要早睡早起，冬季则要早睡晚起。

很多女性朋友以为睡得越多越好，其实这也是错误的。中医认为"久卧而伤气"，睡眠应适可而止，过度的睡眠容易让人出现气虚的症状，如精神萎靡不振、神倦乏力、吃饭不香、心悸、气短等。

3.心情愉悦，让女人气定神闲

七情，指喜、怒、忧、思、悲、恐、惊七种情志变化，体现出人的精神状态。七情是人体对外界的事件、人物、情况的不同反应。正常的七情是不会使人出现疾病的，但是突然的、强烈或持久的不正常情志，一旦超过了人体能承受的范围，就会使人体气机紊乱、脏腑阴阳气血失调，从而导致疾病。

《黄帝内经》中说："余知百病生于气也，怒则气上，喜则气缓，悲则气消，恐则气下……惊则气乱，劳则气耗，思则气结。"又提到："人有五脏化五气，以生喜怒思忧恐。""怒伤肝，喜伤心，思伤脾，忧伤肺，恐伤肾。"由此可见，人体五脏失调会引起不同情绪反应；反之，情绪失调又会损伤五脏的功能而引发疾病。

七情中女人最容易犯的就是怒，就是我们经常说的生气。女人经常会为鸡毛蒜皮的小事生气，很多女人从早到晚一整天都在生气，即便是睡觉也做着生气的梦。还有些女人嘴上不生气，但心里生着闷气，这样的女人在别人眼中可能是贤妻良母，但这样对自己的健康十分不利，因为生闷气对身体的伤害远远大于明着生气。经常生气容易招致疾

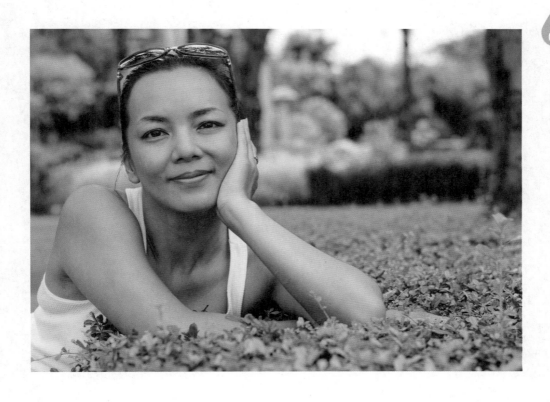

病，如偏头痛、眼干眼涩、失眠多梦、月经不调、乳腺增生、子宫肌瘤等。

除了生气，困扰女人的第二大情绪就是思虑。女人思虑的大部分是小事，多如牛毛，柴米油盐酱醋茶等。思虑过久，就会导致心脾两虚。思伤脾，脾是后天之本，身体气血的来源靠的就是脾胃，所以脾胃伤了，就会血虚，血虚就会导致月经量少。

女人除了生气和思虑，还喜欢悲伤。一遇到挫折，便无法快速从悲伤的情绪中走出来。悲伤肺，动不动就悲伤的人肺气一定是不足的，肺气不宣就无法把肺里的痰湿以及各种浊物宣发出去，引发疾病。

女人还会恐惧，会恐惧事业上的挫败，恐惧婚姻与感情的巨变。而残酷的现实告诉我们，恐惧是无法解决任何问题的。恐惧是一种低级的负能量，会消耗身体的正气，尤其会伤害肾的正气。

身处错综复杂的现代社会，不会事事顺心，重要的是要学会调节情绪，与情绪和睦相处，时刻保持愉悦的心情，千万不要做情绪的奴隶，悠然自如才能处理好遇到的各种不顺。保持恬静平和的精神状态，会少得病、不得病，也就是在保持身体健康。

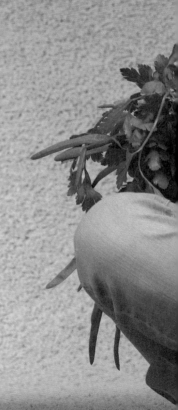

PART 02
健康女人离不开
饮食滋养

俗话说："民以食为天。"要想拥有健康身体，离不开食物的营养。而不同的食物，所含的营养各不相同。通过阅读本章，您能了解到各类食物的营养特点，以及根据食物颜色、季节和不同类型体质正确选择食物。

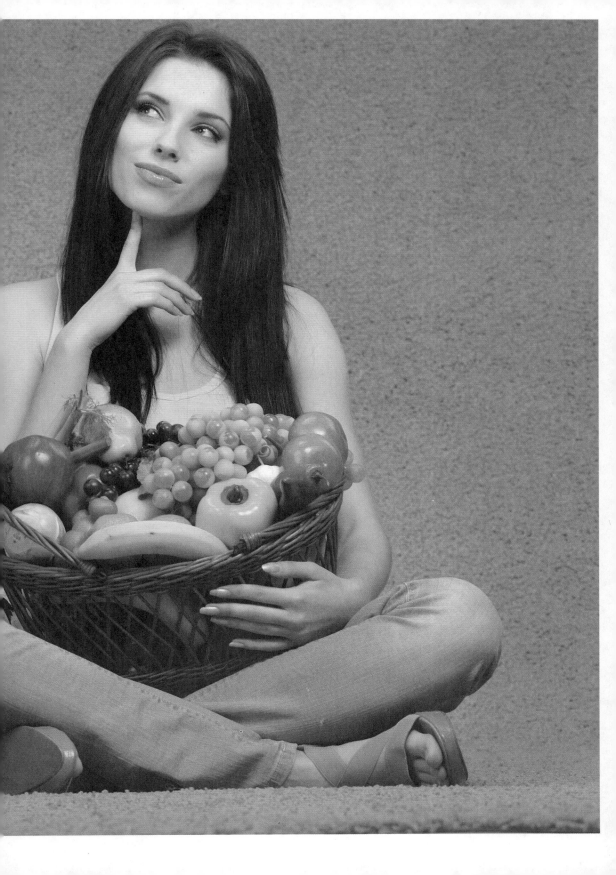

一、饮食调养的重要性

饮食是人类维持生命的基本条件，是人体精、气、神的营养基础，我们要活得健康，不应只满足于填饱肚子，还应考虑饮食的合理搭配，保证人体所需各种营养素的摄入平衡且充足，并且能被人体充分吸收和利用。

俗话说："药补不如食补。"所谓食补，就是指食物也能起到药物的作用。在我国，将饮食调养作为一种养生的手段已有悠久的历史，比如唐代名医孙思邈对饮食调养理论做出了重大贡献，他认为，人们若想拥有健康的体魄，首先要注意饮食。因为"食能排邪而安脏腑，悦神爽志以资气血""药性烈，犹若御兵，药势有所偏助，令人脏气不平，易受外患"。

饮食调养是通过吃来进行的，根据不同的经济条件、不同的生理病理需要进行调理，这样饮食不但能充饥，更能补充营养、有益健康、延年益寿。

合理地安排饮食，能够保证人体充足的营养供给，更能使人体气血充足、五脏六腑功能健全。而人体气血充足、五脏六腑功能健全、新陈代谢活跃，则人的生命力旺盛，对自然界变化的应变能力就能增强，抵御外界致病因素的力量就更加强大。同时，饮食还能够调节人体的阴阳平衡，根据人体的阴阳盛衰情况和食物的性味特点，安排适宜的饮食方案，或以养精，或以补形。人体若能保持阴阳平衡，不仅能保证身体健康，还能够预防疾病的发生。因此，合理的饮食不仅是强健身体的重要营养来源，更是防病的重要措施。

历代医家对于饮食的延年益寿、延缓衰老之效都非常认可，他们认为，合理的饮食调养是长寿之道的重要一环。中医认为，延年益寿的关键在于肾气充盈，精生于先天，但依赖后天之养；精藏于肾而养于五脏；精气充足则能使肾气旺盛，肾气充盈则能使人体健而神旺。因此，在选择饮食的时候应注意选用能够补益精气、补肾强身的食物。另外，合理的饮食安排对延缓衰老也是非常有效的，充分而均衡的饮食营养在延缓衰老、延年益寿方面作用非常重要。

饮食能养身治病，亦能伤身致病。所以，女性朋友们应时刻注意饮食，合理调整膳食结构，实现营养均衡，这样才能拥有健康的身体。

二、七大营养物质保健康

说到营养，很多人觉得它就是一个简单的"吃"的问题，认为只要吃得多，吃得好，营养就充足，身体就健康。其实这是错误的。目前，我国患糖尿病、高血压、心脑血管疾病的人数居高不下，这都是吃得不当、不科学所造成的。

我们说某种食物有营养，其实指的是这种食物中包含了人体所需的某种营养元素。目前已经证实人类必需的营养元素达40余种，从需要量的多少来分，可以分为宏量营养元素和微量营养元素两大类。宏量营养元素包括蛋白质、脂类和碳水化合物，这三种营养元素不仅是人体的构成成分，而且还能提供能量，因此也叫供能营养元素。微量营养元素是指人体需要量相对较少的营养元素，包括矿物质和维生素两大类。其中矿物质又可以根据含量占人体体重的多少分为常量元素和微量元素。常量元素是指含量大于体重的0.01%的各种元素，在人体必需的常量元素中，有钙、磷、钠、钾、镁、氯、硫等，微量元素是指含量小于体重的0.01%的各种元素，有铁、碘、锌、硒、铜、铬、钴等。除了以上营养元素，还有水、膳食纤维等也是维持身体健康所必不可少的。

1.水——生命之源

水是生命之源。人体内的水分占到体重的65%。其中，脑髓含水75%，血液含水83%，肌肉含水76%，连坚硬的骨骼里也含水22%。没有水，就没有生命。水不仅是生命的必需品，还发挥着其他很多作用。

首先，水具有溶解消化功能。溶解于水中的物质有利于进行有效的化学反应。在人体的消化液，如唾液、胃液、胰液、肠液及胆汁等中，水的含量高达90%以上。

其次，水具有参与代谢功能。在新陈代谢过程中，人体内物质交换和化学反应都是在水中进行的，水是各种化学物质在体内正常代谢的保证。

再次，水具有载体运输功能。水充当着体内各种营养物质输送的载体。例如，运送氧气、维生素、葡萄糖、氨基酸到全身；把尿素、尿酸等代谢废物运往肾脏，随尿液排出体外。

最后，水具有滋润、稀释和排毒功能。水能使身体细胞常处于湿润状态，保持肌肤丰满柔软。不爱喝水的人往往容易长痘痘，这是因为人体排毒必须有水的参与。没有足够的水，毒素就难以有效排出，瘀积在体内，容易长出痘痘。水具有稀释功能，肾脏排水的同时可将体内代谢的废物、毒物及食入的多余药物等一并排出，减少肠道对毒素的吸收。

2.蛋白质——健康的守护者

蛋白质是构成人体细胞的主要成分与组成各器官的重要原料，约占人体总重量的18%。蛋白质根据其来源，可分为动物性蛋白质和植物性蛋白质两大类。蛋白质中的氨基酸的比例越接近人体蛋白质的组成，就越容易被人体消化吸收，其营养价值也就越高。一般来说，动物蛋白质所含的人体必需氨基酸种类齐全，与人体必需氨基酸的组成比例更为接近，属于优质蛋白质。但动物性食品相对来说所含脂肪、胆固醇较高，尤其是猪肉等红肉，而豆类蛋白质的营养价值可媲美动物蛋白，且不含胆固醇，是很好的蛋白质来源。

蛋白质的作用

蛋白质是生命的物质基础，是人体细胞的重要组成部分，是人体组织更新和修补的主要原料。人体的每个组织，如毛发、皮肤、肌肉、骨骼、内脏、大脑、血液、

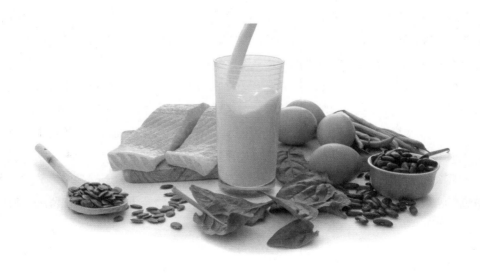

神经等都是由蛋白质组成的。人体内新陈代谢中起到催化作用的酶、调节生长和代谢
的各种激素以及有免疫功能的抗体也都是由蛋白质构成的。蛋白质对维持人体正常代
谢、补偿组织蛋白消耗、提高抵抗力等都具有重要作用，对维持体内酸碱平衡和水分
的正常分布也有重要的作用。

食物来源

蛋白质的主要来源是肉、蛋、奶和豆类食品。含蛋白质多的食物包括畜肉类，如
牛、羊、猪等；禽肉类，如鸡、鸭、鹌鹑等；海鲜类，如鱼、虾、蟹等；蛋类，如鸡
蛋、鸭蛋、鹌鹑蛋等；奶类，如牛奶、羊奶、马奶等；豆类，如黄豆、黑豆等。此外，
芝麻、瓜子、核桃仁、杏仁、松子等干果类食品的蛋白质含量也很高。

3.脂类——能量的供应者

人体内部的消化和新陈代谢要有能量的支持才能完成，这个能量供应者就是脂
肪。脂肪是由甘油和脂肪酸组成的。脂肪酸按结构不同可以分为饱和脂肪酸和不饱和
脂肪酸。其中不饱和脂肪酸又可分为单不饱和脂肪酸与多不饱和脂肪酸。脂肪酸又按
体内合成情况的不同而分为非必需脂肪酸和必需脂肪酸，前者人体可自行合成，后者
人体无法自行合成。必需脂肪酸主要含在植物油中，在动物油脂中含量较少。正常情
况下，人体每日消耗的热量，有1%~2%来自必需脂肪酸。必需脂肪酸维系着人的身
体发育和皮肤的健康，亦在视觉系统和大脑的发育中扮演重要角色。

脂肪的作用

脂肪是构成人体组织的重要营养物质，在大脑活动中起着重要的、不可替代的作
用。脂肪具有为人体储存并供给能量、保持体温恒定及缓冲外界压力、保护内脏等作
用，并可促进脂溶性维生素的吸收，是身体活动所需能量的最主要来源。

食物来源

富含脂肪的食物有花生、芝麻、蛋黄、动物类皮肉、花生油、橄榄油、豆油等。
女性朋友们宜多选择含不饱和脂肪酸较多的植物性油脂，因为它可以降低血中胆固醇
含量，并能维持血液、动脉和神经系统的健康。

4.糖类——能量的维持者

糖类也称碳水化合物，食物是人类获取糖类的最主要的来源。食物中的糖类分成三类：单糖、双糖、多糖。

糖类的作用

糖类是每日提供身体活动所需能量的重要来源，起到保持体温、促进新陈代谢、驱动肢体运动、维持大脑及神经系统正常运作、维持心脏正常活动、节省蛋白质、维持脑细胞正常功能、为人体提供热量及保肝解毒等多方面的作用。特别是大脑的功能，基本靠血液中的糖类氧化后产生的能量来支持。

食物来源

糖类的食物来源有粗粮、杂粮、蔬菜及水果，如大米、小米、小麦、燕麦、高粱、西瓜、香蕉、葡萄、核桃仁、杏仁、榛子、胡萝卜、红薯等。

5.维生素——人体的生命元素

维生素是人和动物为维持正常的生理功能而必须从食物中获得的一类微量有机物质。维生素既不参与构成人体细胞，也不为人体提供能量，但它在人体生长、代谢和发育过程中发挥着不可或缺的作用。人体一共需要13种必需维生素，如维生素A 、B族维生素、维生素C、维生素D、维生素E、维生素P等。

维生素可分为水溶性维生素，包括维生素C及B族维生素；脂溶性维生素，包括维生素A、维生素D等。前者易溶于水，因此体内缺乏时，身体很快会出现症状，过量则会从尿液排出；后者不易溶于水，常随脂肪被人体吸收并储存在体内。

维生素A

维生素A又叫视黄醇，具有维持人的正常视力、维护上皮组织细胞的健康和促进免疫球蛋白合成的功能。维生素A还对预防心血管疾病、促进生长以及延缓衰老有重要意义。富含维生素A的食物有鱼肝油、牛奶、蜂蜜、木瓜、香蕉、胡萝卜、西蓝花、禽蛋、大白菜、西红柿、南瓜、绿豆、芹菜、菠菜等。需要注意的是，维生素A不宜长期大剂量摄入，否则会伤害肝脏，还会导致其他疾病。

维生素B₁

维生素B1又称硫胺素或抗神经炎素，具有维持糖正常代谢的作用。中老年人需要充足的维生素B1来维持良好的食欲与肠道的正常蠕动。富含维生素B1的食物有谷类、豆类、干果类、硬壳果类，谷类的表皮部分含量较高，所以谷类加工时碾磨精度不宜过细。蛋类及绿叶蔬菜中维生素B1的含量也较丰富。

维生素B₂

维生素B2又叫核黄素，在碳水化合物、蛋白质和脂肪的代谢中起重要作用，可促进生长发育，维护皮肤和细胞膜的完整性，还能保护皮肤毛囊黏膜及皮脂腺，消除口舌炎症，增强视力，减轻眼睛疲劳。维生素B2的主要食物来源有奶类、蛋类、鱼肉、肉类、谷类、新鲜蔬菜与水果等。只要不偏食、不挑食，一般不会缺乏维生素B2。

维生素B₁₂

维生素B12有预防贫血和维护神经系统健康的作用，还可有效预防阿尔茨海默症（老年痴呆病）、抑郁症等疾病，对保持身体健康起着非常重要的作用。维生素B12主要来源于肉类及其制品，包括动物内脏、鱼类、禽类、贝壳类软体动物、蛋类、奶及奶制品，各类发酵食物中也含有少量维生素B12。

维生素C

维生素C能保持骨骼健康，还能够帮助吸收铁。维生素C以胆固醇为原料，形成胆酸，促进胶原的形成，是肌肉、骨骼、皮肤、血管和细胞间质构成的成分，可维持体内结缔组织、骨骼和牙齿的生长，促进伤口愈合，提高身体免疫力。维生素C主要来源于新鲜蔬菜和水果，如柑橘、草莓、猕猴桃、枣、西红柿、白菜、青椒等。维生素C在蔬菜中进行光合作用的叶部含量最高。维生素C是水溶性维生素，所以摄入量在1000毫克内，一般不会伤害身体，可以通过尿液排出。

维生素D

维生素D是钙磷代谢的重要调节因子之一，可以提高人体对钙、磷的吸收能力，维持血液中柠檬酸盐的正常水平。维生素D的来源较少，主要有鱼肝油、沙丁鱼、动物肝脏和蛋类，其中鱼肝油是最丰富的来源。另外，晒太阳时，体内可自行合成部分维生素D。

维生素E

维生素E可以使头脑时刻保持灵活与清醒，清除自由基，防止细胞膜上的不饱和脂肪氧化，避免组织受伤而影响生理功能。维生素E亦能防止维生素A和维生素C被氧化。天然维生素E大量存在于压榨植物油中，在谷类、坚果类和绿色蔬菜中也含有一定量的天然维生素E。

维生素P

维生素P能防止维生素C被氧化而受到破坏，可以增强维生素C的效果。人体无法自身合成维生素P，因此必须从食物中摄取。柑橘类水果、杏、枣、樱桃、茄子、荞麦等都含有维生素P。

6.矿物质——健康长寿必备物质

矿物质又称为无机盐。矿物质和维生素一样，是人体必需的元素。矿物质是人体无法自身产生和合成的，必须从食物中摄取。人体内必需的主要矿物质有钙、铁、锌等。

钙是人体中最丰富的矿物质，是构成骨骼和牙齿的主要成分。血液、组织液等其他组织中也含有一定量的钙，虽然含量不高，但对于骨骼的生长和生命体征的维持有着重要的作用。钙还可以调节心跳，维持肌肉神经的正常兴奋，调节细胞和毛细血管的通透性，强化神经系统的传导功能，抑制脑细胞异常放电，稳定情绪，促进良好的睡眠，减轻身体疲劳，增强抵抗力，帮助伤口的血液凝固。当人体缺乏钙质时可能有肌肉抽筋、精神紧绷、夜间磨牙等现象。钙的来源很丰富，奶制品，如奶粉、乳酪、酸奶；豆类与豆制品；海产品，如蟹、虾等；肉类与禽蛋，如羊肉、猪肉等；水果与干果类，如苹果、黑枣、杏仁、胡桃、南瓜子、花生、莲子等。

铁有助于造血，是构成血红蛋白和肌红蛋白的元素，能帮助蛋白质的新陈代谢，促进生长，预防贫血、神经衰弱、疲惫、胃溃疡与食欲不振。铁还在血液中起运输氧和营养物质的作用。人体缺铁会影响细胞免疫力和人体系统功能，降低抵抗力。在摄取铁的同时，食用富含维生素C的蔬果，能提高人体对铁的吸收率。富含铁元素的食物有动物肝、肾、瘦肉、蛋黄、鸡、鱼、虾、豆类、菠菜、芹菜、油菜、苋菜、荠菜、黄花菜、西红柿、杏、桃、李子、葡萄干、大枣、樱桃、核桃仁等。

锌参与人体多种酶活动，参与核酸和蛋白质的合成，能提高人体的免疫力。此外，锌还能够清除自由基，延缓细胞衰老，延长细胞寿命。含锌较多的食物有牡蛎、瘦肉、西蓝花、蛋、粗粮、核桃仁、花生、西瓜子、板栗、干贝、榛子、松子、腰果、黄豆、银耳、小米、海带、白菜等。

7.膳食纤维——人体内的"清道夫"

膳食纤维是不易被消化的食物营养元素，主要来自植物的细胞壁，包含纤维素、半纤维素、树胶、果胶及木质素等。

膳食纤维的作用

膳食纤维是人们健康饮食中不可缺少的，在维持消化系统的健康上扮演着重要的角色。膳食纤维有增加肠道蠕动、增强食欲、减少有害物质对肠道壁的侵害、促使排便通畅、减少便秘及其他肠道疾病发生的作用。膳食纤维还能降低胆固醇，以减少心血管疾病的发生，能阻碍碳水化合物被快速吸收以减缓血糖快速上升。因此，摄取足够的膳食纤维也可以预防心血管疾病、糖尿病以及其他疾病。

食物来源

膳食纤维的食物来源有糙米和玉米、小米、大麦等杂粮。此外，根菜类和海藻类食物中膳食纤维含量较多，如牛蒡、胡萝卜、薯类和裙带菜等。

三、食物的秘密

食物是人类获取热量和各种营养元素的基本来源，是人类赖以生存、繁衍的物质基础。食物的种类繁多、组成复杂、性质各异。营养专家将食物分为五大类，第一类为谷类、薯类；第二类为动物性食物，包括肉、禽、鱼、奶、蛋等；第三类为豆类坚果，包括大豆、其他干豆类及花生、核桃、杏仁；第四类为蔬菜、水果和菌藻类；第五类为单纯热能类食物，包括动植物油、淀粉、食用糖和酒类。

现代营养学告诉我们，人体需要多种多样的食物，各种食物都有其不同的营养优势，食物没有好坏之分，关键看选择的食物种类和数量在膳食搭配时是否合理。接下来，我们了解一下几类主要食物的具体营养价值。

1.谷类食物

在我国的膳食结构中，谷类食物占有突出的地位，是我国人民的主食。人体每天所需的热能60％～70％来源于谷类，所需的蛋白质有50％～70％由谷类及其制品提供。在我国，谷类食物主要有稻米、小麦、玉米、小米、高粱等。

谷类食物的主要成分是淀粉，含量在60％～80％之间，消化率很高；含7％～18%的蛋白质，但生物利用率较低；含B族维生素和矿物质较多，还含一定量的膳食纤维。玉米、小米含少量胡萝卜素。

谷类食物的营养价值

谷类中的淀粉在烹调过程中因受热在水中溶胀、分裂、发生糊化作用，变得容易被人体消化吸收，是人类最理想、最经济的热能来源。谷类的蛋白质的氨基酸组成比例与理想蛋白质有较大的差距，赖氨酸含量低而亮氨酸较高，造成蛋白质的氨基酸不平衡，这是谷类蛋白质营养价值不高的主要原因。谷类食物均含有一定数量的矿物质，含量约为1.5％。谷类食物是B族维生素，特别是维生素B1和烟酸重要来源。大部分谷物中一般不含有维生素A、维生素C和维生素D，只有玉米和小米含有少量的胡萝卜素。谷类还含有少量的脂肪，约为2％，主要集中在糊粉层和谷皮部分。小麦和玉米中含有较多的不饱和脂肪酸和亚油酸，具有降低血胆固醇、防止动脉粥样硬化的作用。谷类中脂肪的含量虽然很低，但它具有重要的作用，可使其制品在蒸制后产生一种特有的香气。

2.豆类及豆制品

根据豆类所含营养元素种类和数量可将它们分为两大类。一类是以大豆为代表的高蛋白质、高脂肪的豆类；另一种是以糖类含量高为特征的豆类，如绿豆、红豆、黑豆等。

日常生活中接触较多的豆类主要是大豆，大豆含蛋白质35％～40％，含脂肪17％～22％。大豆中还含钙、铁、锌、维生素B1、维生素B2和烟酸。其他豆类，如红小豆、绿豆、黑豆等也与大豆相似，但其蛋白质营养价值稍低。

豆类食物的营养价值

豆类蛋白质含量高、质量好，其营养价值接近于动物性蛋白质。其氨基酸的组成接近于人体的需要，是我国人民膳食中蛋白质的良好来源，十分适合女性朋友们食用。豆类中大豆所含的脂肪比例最高，可达22％，因而可作为食用油的原料，其他豆类含脂肪较少。豆类含糖量以蚕豆、赤豆、绿豆、豌豆较高，大豆含糖量较少，约为25％。豆类供给的热量也相当高。豆类中维生素以B族维生素最多，比谷类含量高。此外，豆类富含钙、磷、铁、钾、镁等矿物质，是膳食中难得的高钾、高镁、低钠食品，还含有少量的胡萝卜素。

3.蔬菜水果

俗话说："三日可无肉，日菜不可无。"蔬菜和水果是人们生活中必不可少的食物，这是因为蔬菜和水果中含有多种营养素，是人体内胡萝卜素、维生素C和钙、铁、钾、钠等矿物质的重要来源。

蔬菜的营养价值

蔬菜一般可分为叶菜类、根茎类、瓜茄类、鲜豆类等四大类。
（1）叶菜类蔬菜，特别是深绿色蔬菜，如菠菜、韭菜、芹菜等的营养价值最高，主要含有维生素C、B族维生素和胡萝卜素，并含有较多胆碱，矿物质的含量较丰富，尤其是钙和磷的含量较高。

（2）根茎类蔬菜主要有胡萝卜、白萝卜、土豆、藕、山药、红薯、芋头等。这类蔬菜以淀粉为主，含糖量较高，能替代部分主食。其他营养成分又各有不同，如胡萝卜含有较高的胡萝卜素，还含维生素B1、维生素B2；土豆中含丰富的维生素C。

（3）瓜茄类蔬菜主要有冬瓜、丝瓜、苦瓜、黄瓜、西红柿、茄子等。这类蔬菜含糖类、维生素C、胡萝卜素较多。西红柿中维生素C的含量相当高；南瓜含有维生素C、精氨酸；茄子含有特别丰富的维生素P。

（4）鲜豆类蔬菜主要有毛豆、扁豆、蚕豆、豌豆、豇豆等。这类蔬菜含有的植物蛋白质、糖类、维生素和矿物质比其他蔬菜高，维生素的含量以B族维生素较高。

水果的营养价值

水果含有人体需要的多种维生素，特别是含有丰富的维生素C，可提高人体抵抗力，预防感冒、维生素C缺乏症等；含有丰富的葡萄糖、果糖、蔗糖，能直接被人体吸收，产生热能；含有丰富的有机酸，能刺激消化液分泌，有助于消化；矿物质的含量和种类也十分丰富。水果和蔬菜一样含有很多膳食纤维，能起到促进肠蠕动的作用，防止便秘，有利于体内废物及毒素的排出。

（1）降血压的水果：山楂、西瓜、梨、菠萝。

（2）含有叶酸的水果：苹果、香蕉、芒果、木瓜、猕猴桃。

（3）减缓衰老的水果：在常见的水果中，猕猴桃被认为是营养成分最接近完美的水果，它含有丰富的维生素C、维生素A、维生素E、叶酸和钾、镁及食物纤维等营养成分，而热量却很低。

（4）减肥的水果：苹果、西柚、火龙果。

（5）保养皮肤的水果：香蕉、芒果、哈密瓜、草莓、橙子、苹果。

（6）降低胆固醇的水果：苹果、西柚、山楂。

4.畜禽肉类食物

畜禽肉类可供给人体优质蛋白质和部分脂肪，同时也是维生素A和维生素B2的重要来源，矿物质含量不多但易于吸收利用。

畜禽肉类的营养价值

（1）蛋白质：畜禽肉类食物中蛋白质含量为10%～30%，其中肌浆中蛋白质占20%～30%，肌原纤维中占40%～60%。畜禽肉类蛋白质为完全蛋白质，含有充足的人体必需氨基酸，在种类和比例上接近人体需要，有利于消化吸收，是优质蛋白质。

（2）脂肪：畜禽肉类食物中脂肪的含量为10%～36%，肥肉高达90%，其在动物体内的分布，随肥瘦程度、部位有很大差异。畜禽肉类脂肪以饱和脂肪为主。

（3）糖类：畜禽肉类食物中糖类主要以糖原形式存在于肝脏和肌肉中。

（4）矿物质：畜禽肉类食物中含锌、钙、铁、磷等矿物质，其中以铁和磷的含量较高，铁以血红素形式存在，生物利用率高，是膳食铁的良好来源。

（5）维生素：畜禽肉类食物中B族维生素含量丰富，如肝脏中富含维生素A、维生素B2。

5.鱼类等水产食物

与畜禽肉类相比，水产类食物所含蛋白质相当丰富，而所含的脂肪70%～80%为多不饱和脂肪酸，胆固醇含量也较低，比畜禽肉类脂肪更优质。另外，铁、钙等矿物质含量比畜禽肉类高几倍至十几倍，还含丰富的碘和较多的维生素B2以及烟酸。

水产类的营养价值

水产类包括各种海鱼、河鱼和其他各种水产动植物，如虾、蟹、蛤蜊、海参、海蜇和海带等。它们是蛋白质、矿物质和维生素的良好食物来源。

鱼类中蛋白质含量在15%～20%。鱼肉所含的蛋白质为完全蛋白质，而且鱼肉蛋白质所含必需氨基酸的量和比例最适合人体需要，容易被人体消化吸收，鱼类蛋白质的利用率为80%～90%。鱼类的脂肪含量为1%～10%，一般在5%以下，且多为不饱和脂肪酸。水产类食物的矿物质含量通常比肉类多，一般为1%～2%，主要为钙、磷、钾和碘等。

6.蛋类

蛋类蛋白质含量很高，为12%～15%，且蛋类蛋白质为优质蛋白，其营养价值很高，为营养学实验研究中的理想蛋白质；还富含维生素A、维生素D和维生素B2等多种维生素。另外，蛋类中还含有脂肪、DHA和卵磷脂，以及铁、钙、钾、磷等人体所需要的矿物质。

蛋类的营养价值

提供最优质的蛋白质：每百克鸡蛋含13～16克蛋白质。鸡蛋蛋白质的消化率在牛奶、猪肉、牛肉和大米中最高。鸡蛋中蛋氨酸含量特别丰富，而谷类和豆类都缺乏这种人体必需的氨基酸。

蛋黄中的营养成分：蛋清中主要含卵清蛋白，而蛋黄除了含丰富的卵黄磷蛋白外，还含有丰富的维生素和矿物质，特别是铁、磷以及维生素A、维生素D、维生素E和B族维生素含量较为丰富。

7.奶及奶制品

目前中国人食用的奶类食品以牛奶为主，牛奶含蛋白质和钙较多，也是维生素A、维生素B2的良好食物来源，但含铁量较少，若不补铁，可能引起缺铁性贫血。

奶及奶制品的营养价值

（1）奶及奶制品所含的蛋白质主要是酪蛋白、乳清蛋白、球蛋白等，所含的20多种氨基酸中有人体必需的8种，奶蛋白是全价蛋白，它的消化率高达98%。

（2）奶及奶制品所含的乳脂肪是高质量的脂肪，它的消化率在95%以上，而且含有大量的脂溶性维生素。

（3）奶及奶制品所含乳糖是半乳糖和乳糖，是最容易消化吸收的糖类。

（4）奶及奶制品所含的矿物质都是溶解状态，而且各种矿物质的含量比例，特别是钙、磷的比例比较合适，很容易被人体消化吸收。

（5）奶及奶制品还含有丰富的维生素，尤其是维生素A、维生素B2。

四、食物的四性五味

　　早在我国春秋时期，就已经发现食物有四性五味。四性指食物的寒、凉、温、热四种属性。食物的五味指食物的酸、甘、苦、辛、咸五种味道。不同食物具有不同的味道，功效作用也不一样，在具体选择饮食的时候，要弄清楚食物的性味，根据个人体质选择适合自己的食物进行调理，这样才能取得好的食疗效果，以实现防病治病、促进食欲、补充营养和提高身体免疫力的目的。

1.食物的四性

　　食物的四性即寒、凉、温、热，食物的寒凉性和温热性是相对而言的，还有一类食物在四性上介于寒凉与温热之间，即寒热之性不明显，通常称之为平性，仍属于四气之内，故称四气而不称五气。在我们日常食用的食物中，平性食物居多，温热性食物次之，寒凉性食物最少。食物在烹饪时，讲究相互搭配、寒热均衡，这样才能保证膳食平衡。

（1）温性食物

　　温性食物的功效：增强体力、调补气血。

　　温性食物的适宜人群：适合温性体质、虚性体质、湿性体质，以素食为主的人群。

　　温性食物的代表：糯米、猪肝、韭菜、大枣、姜、花椒。

（2）寒性食物

　　寒性食物的功效：祛除燥热、利尿止渴。

　　寒性食物的适宜人群：适合热性体质、实性体质，以肉食为主的人群。

　　寒性食物的代表：螃蟹、海带、西瓜、甘蔗。

（3）凉性食物

　　凉性食物的功效：除燥热、静心。

　　凉性食物的适宜人群：适合燥性体质人群。

　　凉性食物的代表：小麦、菠菜、菊花、冬瓜。

（4）热性食物

热性食物的功效：暖身散寒。

热性食物的适宜人群：适合寒性体质人群。

热性食物的代表食物：辣椒、胡椒、肉桂。

2.食物的五味

食物分五味，即酸、甘（甜）、苦、辛（辣）、咸。五味既相互配合，又相互制约，和人体、季节紧密相连。中医认为五味入于胃，分走五脏，以对五脏进行滋养，使其功能正常发挥，不同的食物对脏腑的选择迥异。如能按照季节、身体状况调节五味饮食，可对身体调养起到事半功倍的作用。

（1）酸：对应内脏是肝，其功效是促进消化和保护肝脏，杀灭胃肠道内的病菌，预防感冒，降血压，软化血管。最具代表性的食物是山楂。过量食用酸味食物会伤脾，引起胃肠道痉挛，导致消化功能紊乱。

（2）甘：对应内脏是脾，其功效是补气养血、补充热量、解除疲惫、调养解毒。最具代表性的食物有黑芝麻、大枣、牛肉。过量食用甘味食物会伤肾，出现心气烦闷、喘息、肤色晦暗、骨骼疼痛、头发脱落等症状，还会引起血糖升高、胆固醇增加，使人发胖，诱发心血管疾病。

（3）苦：对应内脏是心，其功效是清热、泻火。最具代表性的食物有苦瓜、杏仁、茶叶。过量食用苦味食物会使皮肤枯槁、毛发脱落，极易导致腹泻、消化不良等症。

（4）辛：对应内脏是肺，其功效是保护血管，调理气血，疏通经络，预防风寒、感冒。最具代表性的食物有大葱、韭菜。过量食用辛味食物会刺激胃黏膜，使肺气过盛，导致筋脉不舒、指甲干枯。

（5）咸：对应内脏是肾，其功效是调节人体细胞和血液渗透，保持正常的新陈代谢。最具代表性的食物有鹿茸、牡蛎。过量食用咸味食物会使血液瘀滞，甚至改变颜色。

每种食物都有不同的"性味"，应把"性"和"味"结合起来，才能准确分析食物的功效。同为甘味，有甘寒、甘凉、甘温之分；同为温性，有辛温、甘温、苦温之分。因此，不能将食物的性与味孤立起来，否则食之不当。

五、五色食物养五脏

　　人生活在天地之间，自然环境之中，是整个物质世界的组成部分，应和大自然融为一体。自然界的植物五颜六色，接受阳光雨露的滋润生长，为万物之灵的人类提供了丰富的食物来源。这大自然的五色，与人体五脏有着密切的关联。日常生活中熟知的五种颜色（绿、红、黄、白、黑）各入不同的脏腑，各有不同的作用，不同颜色的食物养生保健的功效、属性、归经都不尽相同。《黄帝内经》中也记载："色味当五藏：白当肺、辛，赤当心、苦，青当肝、酸，黄当脾、甘，黑当肾、咸。"也就是说，白色、辛香味入肺，红色、苦味入心，绿色、酸味入肝，黄色、甘甜入脾，黑色、咸味入肾。所以，吃对了食物就等于调和了五脏，五脏调和好了，身体自然健康。

1.绿色食物养肝

　　绿色给人舒适、含蓄的感觉，可以缓解精神紧张和恐惧感，起镇静作用，有助于减轻头痛、发热、晕厥、失眠等症状。中医认为肝属木，喜条达舒畅，最受不了压抑，也不喜欢情绪的激烈变化，而绿属于冷色调，沉稳内敛，刚好符合肝的特征。

　　常见绿色养肝食物有马齿苋、菠菜、西蓝花、鸡骨草、青瓜、丝瓜、芹菜、油菜、包菜、莴笋、青苹果等，具有清热解毒、养肝明目、平肝潜阳的作用。

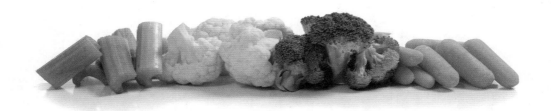

2.红色食物补心

红色是热情、活力的象征，使人感到温暖、活泼、开朗，可激发朝气。中医认为心属火，象征着温暖。那是因为心主一身血脉，生生不息，是生命的基础，所以用热情的火来代表心非常恰当，形象地表达出心的主要功能和特点。心属火，红色入心，具有增加肾上腺素分泌、增强血液循环和促使神经系统兴奋的作用。研究表明，红色食物一般具有较强的抗氧化性，它们富含番茄红素、丹宁酸等，可以保护细胞，具有抗炎作用。此外，红色食物还能为人体提供丰富的优质蛋白质、维生素以及微量元素，能大大增强人的心脏功能。因此，经常食用一些红色果蔬，对增强心脑血管活力、提高淋巴免疫功能颇有益处。

常见红色补心食物有大枣、红豆、山楂、枸杞子、红葡萄、西红柿、红椒、红心萝卜、樱桃、西瓜等，这些食物都具有活血、补血、祛寒、振奋精神、抗疲劳、延衰老等作用。

3.黄色食物益脾

黄色比较柔和，属于中性色，一般很少引起人的焦躁情绪。此外黄色具有刺激神经和消化系统、加强逻辑思维的作用。由于脾喜甘，所以吃甜食具有补热量、养气血、缓解疲劳、调和脾胃、排出毒素等作用。中医认为脾属土，因为脾在位置上居于中央，在作用上是气血、营养运化的基地，所以能够代表脾的只有生长万物的土地，那么土地的黄色自然就是脾的代表色了。摄入黄色食物后，其营养物质主要集中在中

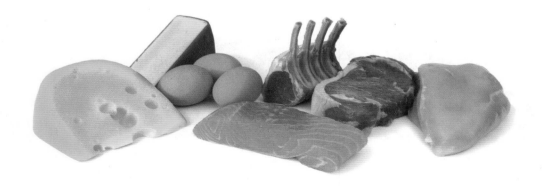

医所说的中土（脾胃）区域。黄色的食物可提供优质蛋白、脂肪、维生素和微量元素等，常食对脾胃大有裨益。此外，在黄色食物中，维生素A、维生素D的含量也比较丰富。

常见黄色益脾食物有玉米、小米、胡萝卜、黄豆、南瓜、木瓜等，具有健脾和胃、补中益气、利尿去湿、润肠等功效。

4.白色食物润肺

白色给人的感觉偏冷，白色象征整洁、纯净、神圣。中医认为肺属金，因为肺最喜欢干净，对脏东西最敏感，稍有脏东西入侵就会给身体发出不适的信号，而且肺很脆弱，容易受伤害，所以用纯净金贵的"金"来代表，颜色上则用纯洁干净的"白"来代表。以白色为主的蔬菜给人以质洁、清凉、鲜嫩的感觉，对调节视觉平衡和安定情绪有一定作用，同时有助于防治高血压和安神。白色的银耳、杏仁等都入肺经，有润肺止咳化痰的作用。

据现代研究发现，白色食物不仅对肺有好处，对脾胃也颇有益处。白色食物中含有多种微量元素和消化酶，具有健脾、养胃和助消化的作用，并能保护胃壁，预防胃溃疡、胃炎的发生。这也恰巧印证了中医所说"止咳平喘化痰不仅治肺，还要兼顾脾胃"的理论。

常见白色润肺食物有：白萝卜可以化痰；藕、梨、银耳可以润肺养肺；白山药则能健脾养胃。

5.黑色食物补肾

黑色给人的感觉偏冷，黑色象征阴沉、压抑。中医认为肾属水，因为肾主一身水液代谢，是阴中之阴，因此黑色对肾有滋补作用。人们常用黑色来表达肾需要清洁流动、静水流深的特点。黑色食物的营养保健和药用价值都很高，它们可明显降低动脉硬化、冠心病、中风等疾病的发生率，对流感、气管炎、咳嗽、慢性肝炎、肾病、贫血、脱发、少白头等均有很好的疗效，对女性抗衰老最有效。

常见黑色补肾食物有黑芝麻、黑豆、黑米、黑木耳等，具有补肾益精、养血充髓、活血软坚等作用。

六、四季调养大不同

《黄帝内经》云："人以天地之气生，四时之法成。"可见，人的健康与四季的气候变化是息息相关的。膳食调养只有顺应春、夏、秋、冬四个季节的阴阳变化规律，才能使气血阴阳平和，达到健康长寿的目的。

1.春季饮食养肝为先

春季，天气逐渐转暖，万物生发，阴消阳长，人体阳气与自然界相应，各种生理功能逐渐活跃，新陈代谢也日趋旺盛。在春天温暖的气候里，人的活动量日渐增加，血液循环逐渐增强，人体的气血渐渐趋于体表。但是春季气候多变，气温时高时低，暖和时人体气血趋于体表，而寒冷时又流回内脏。春季气血运行的波动较大，身体要适应由寒转暖的变化，调节频繁，所以阴阳也处于不稳定的状态，如果调适不当，就容易生病。春季是肝气升发的时候，春季饮食要顺应阳气升发向上、万物始生的特点，所选膳食宜轻清升发、温养阳气，着眼于"升"字。饮食宜减咸酸，助肾补肺，安养胃气，顺养肝气。春季饮食调养原则如下：

（1）养护肝脏，少酸多甘

首先，春季饮食应以养肝为先，因为肝与春气相通应。中医有"以脏养脏"的说法，可以通过食用动物肝脏来补养人体肝脏，如猪肝、鸡肝等，补养肝血，则以猪血、鸭血为佳。其次，早春饮食应遵循高热量、高蛋白的原则，早春天气还较寒冷，人体为了御寒，要消耗一定能量来维持基础体温。在早春饮食中，除了谷类，应增加豆类、芝麻、花生、核桃仁等食物，以补充能量，还应选鸡蛋、牛肉等，补充优质蛋白质。最后，春季宜遵循少酸多甘的饮食原则。中医认为，"春日宜省酸增甘，以养脾气"。因为春季肝气较旺，肝旺容易犯脾，容易出现脾胃虚弱症状，而酸味的食物会使肝气偏亢，所以春季饮食应少食酸涩、油腻的食物，宜选用甘温之品，以养脾胃。

（2）注意调补气血

根据春季气候乍暖还寒、人体阳气上升的特点，应以升补、柔补为原则，根据自身情况，辨证选用助正气或补元气的滋补品，如选用党参、黄芪、大枣、当归等中药材调补气血，还可选用鸡肉、鸭肉、冬菇、鲫鱼、牛奶等食物，以健脾胃之气。

2.夏季饮食养心为主

《黄帝内经·素问·四气调神大论篇》中提到，夏季是自然界万物繁茂秀美的时候，天地之气相交，植物开花结果，长势旺盛，人们应早早起床，保持心情愉快，使精神之英华适应夏气，使气机宣畅、通泄自如。保持对外界事物有浓厚的兴趣，是适应夏季气候、保护长养之气的方法。如果违逆了夏长之气，就会损伤心脏，提供给秋收之气的条件就会不足，秋天与冬天易发生疾病。

夏天气温高，出汗多，饮水多，胃酸被冲淡，消化功能减弱，导致食欲不振，再加上天气炎热，人们贪吃生冷食物易造成肠胃功能紊乱。因此，夏季饮食应清淡而营养均衡，这样才能达到养生保健的目的。营养学家建议，夏季应常吃苦丁菜、苦瓜等有苦味的食品，能起到解热祛暑、消除疲劳等作用。中医讲，夏养心。在人体五脏中，与夏季相通应的是心。所以，我们夏季的养生饮食要特别注意养心。夏季饮食调养原则如下：

（1）饮食清淡，健脾养胃

夏季人体气血趋向体表，供应到消化道的气血相应减少，常使人感觉食欲不佳，消化功能减弱，若感暑湿更伤脾胃，可出现胸闷、纳呆、神疲乏力、精神萎靡、大便稀溏等症状。那么怎样通过饮食改善这些症状呢？

首先，夏季饮食宜清淡。夏季进食肉类应以炖汤为主，还可加入花生、黄豆、海带、莲藕等。其次，重视健脾养胃，多食易消化的食物。用大枣、白扁豆、百合、枸杞子、薏米、鸭肉、兔肉、绿豆或玉米粉等煮成粥食用，既能补充能量，又能补充人体因大量出汗而失去的水分。最后，宜清心消暑解毒，平衡体液，避免中暑。多食清热消暑的食物，特别是各种瓜果，如绿豆、苦瓜、黄瓜、玉米、苹果、梨、山竹、甘蔗、银耳等，既可以解暑气，又可补充因出汗而损耗的大量体液和矿物质。

（2）清热利湿，健脾化湿

夏季应补充足够的水分。夏季炎热，如果不及时饮水，容易造成脱水，还可能导致气血循环不畅，因此要及时补充水分。但冰镇饮料、雪糕、冷面、生冷瓜果等冷饮、冷食不宜多吃，过食会伤及脾胃，令人吐泻。西瓜、绿豆汤、乌梅小豆汤等解渴消暑之佳品，也不宜冰镇。体质较弱者对冷热刺激反应较大，更不可贪凉。

此外，出汗过多、气阴两伤者，宜滋阴益气，可食用玉竹、沙参、鸭肉、牛奶、燕窝等，效果较佳。因天气过热，导致心情烦躁难以入睡者，应适当食用具有平息心火、养心安神的食物，如苦瓜、百合、小麦、大枣、桂圆肉、酸枣仁等。对于身体排汗不畅者，应多食用清凉发汗的食物，如薄荷、桑叶、甘蔗等。

3.秋季饮食注重滋阴润肺

秋天气候由热转凉，万物成熟，阳气渐收，阴气渐长，是由阳盛转为阴盛的关键时期，人体阴阳的代谢也进入了阳消阴长的过渡期。因此，秋季调养一定要把保养体内的阴气作为首要任务，宜采取平补与润补相结合的方法，即以甘平和缓、滋润的补

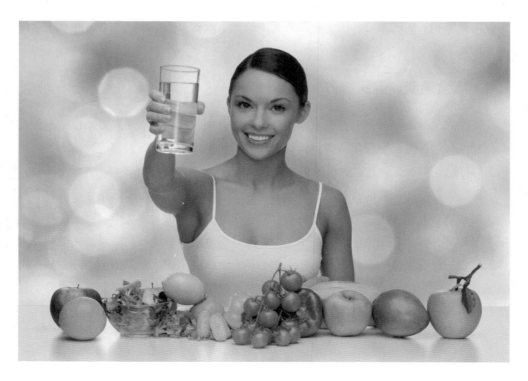

益方药进补，以达到保健养生、治疗体虚久病的目的。滋阴润燥要多食用柔软、含水分较多的甘润食物。此外，还应多食白萝卜、胡萝卜、豆腐、甘蔗、柿子、香蕉、菠萝等，多吃些既有清热作用又可滋阴润燥的食物，如野菊花、梨、甘蔗、蜂蜜、银耳等。秋季养生宜"平"补，"平"有进补药膳性质宜平和、进补速度宜缓慢、循序渐进之意，切不可用大寒大热之品。秋季饮食调养原则如下：

（1）少辛多酸，补气健脾

秋季饮食应"少辛多酸"。因肺主辛味，肝主酸味，辛能胜酸，秋季要减平肺气，增酸以助肝气，以防肺气太过而伤肝，使肝气郁结。从营养学角度来讲，秋季可食用芝麻、雪梨、蜂蜜、荸荠、银耳、莲子、白萝卜、葡萄、百合、奶制品等，还可选用沙参、麦冬、玉竹、川贝、杏仁、白果等益气养阴、润肺化痰的药材。少吃葱、胡椒、花椒等辛味之品，多吃酸味的水果，如石榴、葡萄、山楂等。另外，秋宜引补，中医有言："秋宜引补，冬再进补。"根据秋季的季节特点和补品的性味，宜选择平和性质的补品以增强体质，即"平补"，为冬季进补打下基础。秋季进补宜食补为主，可食用山药、大枣、薏米、芡实、核桃仁、莲子等，皆有补气血、健脾胃的作用。

（2）调和肝脾，颐养胃气

秋季进补宜调和肝脾。立秋后，宜食用养心安神、解郁疏肝、补脑活血的食物，如核桃仁、鱼肉、猕猴桃、金针菇、香菇等。由于肝气容易犯脾，肝郁不舒易导致饮食不佳甚至毫无食欲，所以宜选用调和肝脾的中药材，如枳实、佛手、山楂、山药等。秋季宜多食温食，少食寒凉之物，以颐养胃气，如过食寒凉之品会导致湿热内蕴，引起腹泻等，所以有"秋瓜坏肚"的民间谚语，脾胃较虚弱的女性，抵抗力相对较低，尤其要注意。

4.冬季饮食重在养肾藏精

冬天是生机潜伏、万物蛰藏的时节。此时人们应该早睡晚起，待到日光照耀时起床才好，不要轻易扰动阳气、妄事操劳，要使神志深藏于内，安静自若，要避寒冷，求取温暖，不要使皮肤开泄而令阳气不断损失，这是适应冬季的气候而保养人体脏器的方法。《黄帝内经》中说，"冬三月，此谓闭藏""早卧晚起，必待日光"。也就是说，从自然界万物生长规律来看，冬季是一年中闭藏的季节，人体新陈代谢相对缓慢，阴精阳气均处于藏伏之中，身体表现为"内动外静"的状态，此时应注意保存阳气，养精蓄锐。所以，冬季要顺应昼短夜长的规律，保证充足的睡眠时间，以利于阳气潜藏，阴精积蓄。待日出而作，以避寒就暖，使人体阴平阳秘。冬季饮食调养原则如下：

温补肾阳，健胃益脾

冬季是万物生机潜藏的季节，气温骤降，寒气逼人，人体阳气渐弱，对能量与营养需求较高。第一，重视温补肾阳。中医素有"虚则补之""寒则温之""药补不如食补"之说，女性朋友们要重视饮食调理，在冬季的日常膳食中要温补肾阳，多食禽蛋、鱼类、豆类等富含蛋白质的食物。第二，多食羊肉、生姜等温热性食物。第三，多饮热汤，以祛寒暖胃。冬季宜多食果仁类食物，如核桃、芝麻、松子、杏仁等，有健脾胃、润肺、利肠道、补脑等功效，非常适合女性朋友们。此外，这些食物还含有多种微量元素和不饱和脂肪酸，能促进胆固醇代谢，消除动脉血管壁上的沉积物，预防动脉硬化、脑卒中等心脑血管疾病，常食还能抗氧化，预防老年斑，防衰抗老。

另外，冬季还是进补的最佳时节。隆冬时节，可食用温热之物以抵御外界寒邪，选用血肉有情之品以滋阴潜阳。为了避免脂肪堆积，建议多食新鲜蔬菜和瓜果，主食尽可能杂一些，多吃粗粮，增加维生素的摄入，使阴阳调和。冬季寒冷，人体的血管遇寒容易收缩，引起高血压，甚至导致动脉硬化或中风，宜适当多食活血化瘀、通经活络的食物，如鳝鱼、泥鳅、蛇肉、乌鸡、黑木耳等。

七、根据体质选食物

　　体质是人体生命过程中由先天禀赋和后天获得所形成的形态结构、生理功能和心理状态方面综合的、相对稳定的固有特质。体质好，身体就健康，就不容易生病；体质弱，就易生病。体质平和乃健康之源，体质偏颇为百病之因。

　　女性的体质与父母遗传、妊娠孕保有关，但后天调养也至关重要。养护不当，体质下降；调养适度，体质平和。因此，无论是治病还是养生，都需要根据自身体质选择合适的饮食调理方法，以达到强壮体质、祛病强身、养身保健的目的，最终才能将体质调整到最佳状态。

　　根据中医理论，人的体质分为九种类型：阳虚质、阴虚质、气虚质、湿热质、痰湿质、血瘀质、特禀质、气郁质以及平和质。每一个人具有不同的体质特点，阴阳失衡、气血不和的程度亦不同，接下来为女性朋友们介绍各种体质的特点及饮食调理重点，这样才能根据体质选食物，从而达到养生保健的目的。

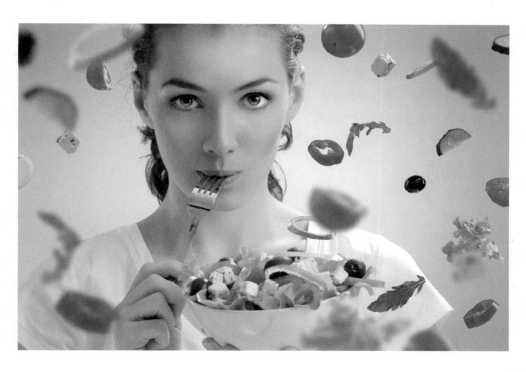

1.平和质

平和质是一种健康的体质，其主要特征为：阴阳气血调和，体形匀称健美，面色、肤色润泽，头发稠密有光泽，目光有神，鼻色明润，嗅觉通利，唇色红润，不易疲劳，不易生病，生活规律，精力充沛，耐受寒热，睡眠良好，饮食较佳，二便正常。性格开朗随和，对于环境和气候的变化适应能力较强。

平和质的女性一般不需要特殊调理，但人体的内部环境也易受外界因素的影响，如夏季炎热，干燥少雨，人体出汗较多，易耗伤阴津，所以可适当选用一些滋阴清热的食材或药材，如百合、玉竹、银耳、枸杞子、沙参、梨、丝瓜、猪瘦肉、鸭肉、兔肉等。梅雨季节气候潮湿，则可选用一些健脾祛湿的食物或药材，如鲫鱼、茯苓、白扁豆、山药、红豆、莲子、薏米、绿豆、荸荠、冬瓜等。

2.气虚质

气虚质是以气虚体弱、脏腑功能状态低下为主要特征的体质状态。其主要表现为：元气不足，肌肉松软不实，平素语音低弱，气短懒言，容易疲乏，精神不振，易出汗，舌淡红，舌边有齿痕，脉弱。易患感冒、内脏下垂等病；病后康复缓慢。性格内向，不喜冒险，不耐受风、寒、暑、湿邪。

气虚质者宜吃温性或平性、具有补益作用的药材和食材。中药材有人参、党参、山药等；果品类有大枣、葡萄、桂圆等；蔬菜类有扁豆、红薯、白果、芡实、南瓜、胡萝卜、香菇等；肉食类有鸡肉、猪肚、牛肉等；水产类有淡水鱼等；调味料有麦芽糖、蜂蜜等；主食类有黄豆制品等。

3.特禀质

特禀质又称特禀型生理缺陷、过敏，是指由于先天因素所造成的特殊状态的体质，主要包括过敏体质、遗传病体质、胎传体质等。特禀质有多种表现，有的人经常无原因的鼻塞、打喷嚏、流鼻涕，容易患哮喘，容易对药物、食物、气味、花粉等过敏；有的人皮肤容易起荨麻疹，皮肤常因过敏出现紫红色瘀点、瘀斑。

特禀质者饮食宜清淡,粗细搭配应适当,荤素配伍要合理,多食益气固表的食物,中药材有黄芪、当归、人参、大枣、枸杞子、防风等，食材有糯米、燕麦、山药等。

少食荞麦、蚕豆、白扁豆、牛肉、鹅肉、鲤鱼、虾、蟹、茄子以及酒、辣椒等辛辣之品。更应避免腥膻发物及含致敏物质的食物。

4.阳虚质

阳虚质是因体的阳气不足而出现一系列的阳虚症状的体质。其主要特征为：畏寒怕冷，手足不温，肌肉松软不实，喜热饮食，精神不振，舌淡胖嫩，脉沉迟。易患痰饮、肿胀、泄泻等病，感邪易从寒化。性格多沉静、内向，耐夏不耐冬。

阳虚质者可多食温热之性的药材和食材。中药材有鹿茸、杜仲、肉苁蓉、淫羊藿、锁阳等；果品类有荔枝、榴莲、桂圆、板栗、大枣、核桃、松子等；干果中最典型的就是核桃，可以温肾阳，最适合腰膝酸软、夜尿多的女性；蔬菜类有生姜、韭菜、辣椒、山药等；肉食类有羊肉、牛肉、鸡肉等；水产类有黄鳝、海参等；调料类有麦芽糖、花椒、桂皮等。

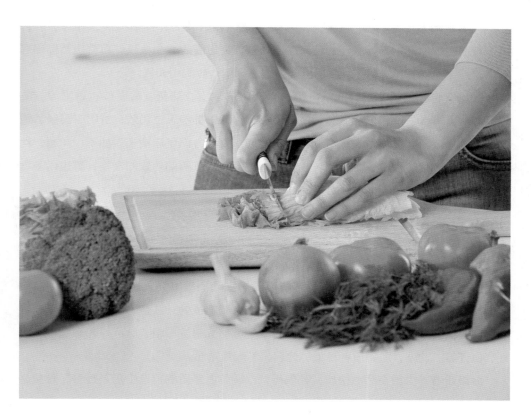

5.阴虚质

阴虚是指精血或津液亏损。阴虚质者主要特征为：阴液亏少，口燥咽干，手足心热，体形偏瘦，鼻微干，喜冷饮，大便干燥，舌红少津，脉细数，易患虚劳、失精、不寐等病，感邪易从热化。易患感冒、内脏下垂等病；病后康复缓慢。性情急躁，外向好动、活泼，耐冬不耐夏，不耐受暑、热、燥邪。

阴虚症多源于肾、肺、胃或肝的不同症状，应根据不同的阴虚症状而选用药材和食材。中药材有银耳、百合、石斛、玉竹、枸杞子等；食材类有石榴、葡萄、柠檬、苹果、梨、香蕉、罗汉果、西红柿、荸荠、冬瓜、丝瓜、苦瓜、黄瓜、菠菜、莲藕等。新鲜莲藕非常适合阴虚内热的女性，可以在夏天榨汁喝；如果藕稍微老一点儿，补脾胃效果则更好。也可以利用以上的药材和食材做成药膳，不仅美味，而且营养丰富，有滋阴润燥之功效。

6.气郁质

气郁质者大都性格内向不稳定，敏感多虑。常表现为：神情抑郁，忧虑脆弱，形体瘦弱，烦闷不乐，舌淡红、苔薄白，脉弦。易患脏躁、梅核气、百合病及抑郁症等。此外，气郁质者对精神刺激适应能力较差，不适应阴雨天气。

气郁质者养生重在疏肝理气。中药方面可选陈皮、菊花、酸枣仁、香附等。陈皮有顺气、消食、治肠胃不适等功效；菊花有平肝宁神静思之功效；香附有温经、疏肝理气的功效；酸枣仁能安神镇静、养心解烦。食材方面可选橘子、柚子、洋葱、丝瓜、包菜、香菜、白萝卜、大蒜、高粱、豌豆等有行气解郁功效的食物，醋也可多食用一些，山楂粥、花生粥也颇为相宜。

7.血瘀质

血瘀质的人血脉运行不通畅，不能及时排出和消散离经之血，久而久之，血液就会瘀积于脏腑器官组织之中而产生疼痛。其主要特征为：肤色晦暗，色素沉着，容易出现瘀斑，口唇黯淡，舌暗或有瘀点，舌下脉络紫暗或增粗，脉涩。易患癥瘕及痛证、血证等。此外，血瘀质者易烦、健忘，不耐受寒邪。

血瘀质者养生重在活血祛瘀，补气行气。调养血瘀质的首选中药是丹参，丹参是著名的活血化瘀中药，有促进血液循环、扩张冠状动脉、增加血流量、防止血小板凝结、防止心肌缺血的功效。另外，桃仁、红花、当归、三七、川芎和益母草等中药对于血瘀质女性也有很好的活血化瘀功效。食材方面，如山楂、金橘、韭菜、洋葱、大蒜、桂皮、生姜、菇类、螃蟹、海参等都适合血瘀质者食用。

8.痰湿质

痰湿质者脾胃功能相对较弱，气血津液运行失调，导致水湿在体内聚积成痰。其主要特征为：体形肥胖，腹部肥满，面部皮肤油脂较多，多汗且黏，胸闷，痰多，口黏腻或甜，喜食肥甘甜黏，苔腻，脉滑。易患消渴、中风、胸痹等病。性格偏温和、稳重，多善于忍耐，对梅雨季节及湿重环境适应能力差。

痰湿质者养生重在祛除湿痰，畅达气血。宜食性温平之食物。中药方面可选红豆、扁豆、山药等有健脾利湿功效的，也可选生黄芪、茯苓、白术、陈皮等有健脾益气化痰功效的。食材方面宜多食粗粮，如玉米、紫米、高粱、燕麦、黄豆、黑豆、芸豆、红薯等。有些蔬菜，如芹菜、韭菜，含有丰富的膳食纤维，非常适合痰湿质者食用。

9.湿热质

湿热质是以湿热内蕴为主要特征的体质状态。常表现为：面垢油光，易生痤疮，口苦口干，身重困倦，大便黏滞不畅或燥结，小便短黄，女性易带下增多，舌质偏红、苔黄腻，脉滑数。易患疮疖、黄疸、热淋等病。此外，容易心烦急躁，对夏末秋初湿热气候，湿重或气温偏高环境较难适应。

湿热质者养生重在疏肝利胆、祛湿清热，饮食以清淡为主。中药方面可选用茯苓、薏米、红豆、玄参等清热利湿功效的；食材方面可多食绿豆、芹菜、黄瓜、丝瓜、荠菜、芥蓝、竹笋、莲藕、紫菜、海带、四季豆、兔肉、鸭肉等食物。湿热质者还可适当喝些凉茶，如决明子、金银花、车前草、淡竹叶、溪黄草、木棉花等，这对湿热质者也有很好的效果，可驱散湿热，但不可多喝。

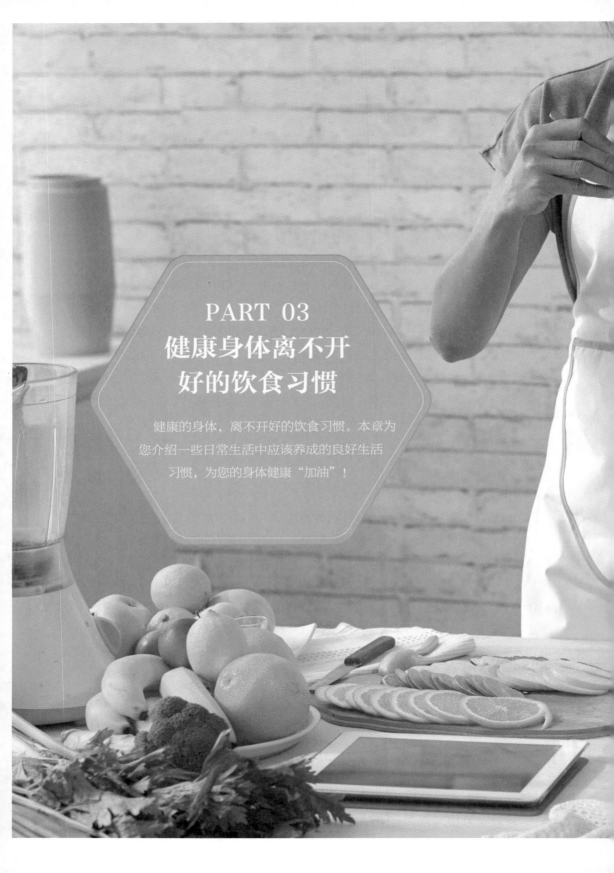

PART 03
健康身体离不开好的饮食习惯

健康的身体，离不开好的饮食习惯。本章为您介绍一些日常生活中应该养成的良好生活习惯，为您的身体健康"加油"！

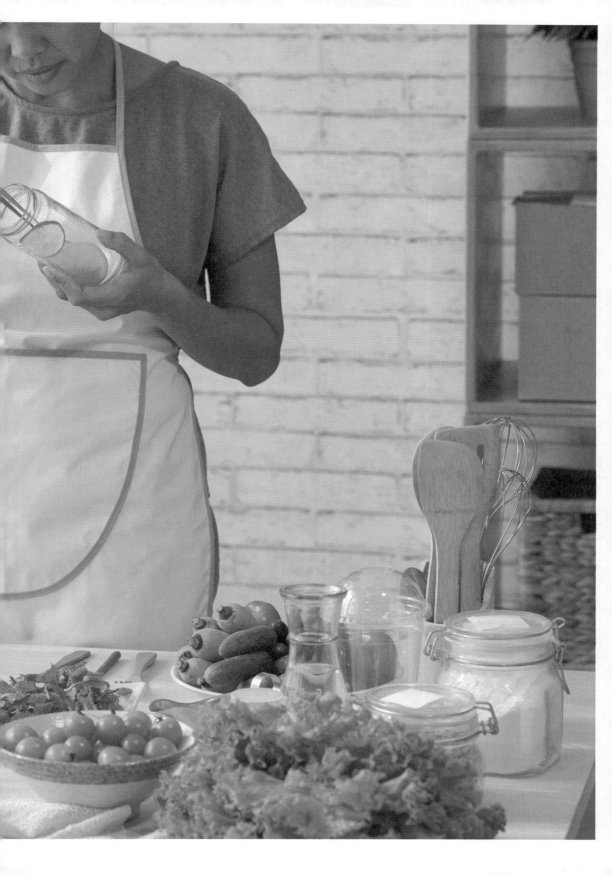

一、养成经常喝水的习惯

　　水，是人体需要的七大营养元素之一。中医认为，水有助阳气、通经络的作用。现代医学认为，水是构成人体组织的重要成分，成人体内水分约占体重70%，体内新陈代谢需要水来参与才能完成。因此，可以说水是生命的源泉。都说女人是水做的，那为什么女性要多喝水呢？

利尿、防便秘

　　清晨空腹饮水有利尿作用，15~30分钟可见效，其效果迅速而明显。

　　可预防习惯性便秘。胃肠得到适量的水，粪便就不会淤积干结。而饮水对胃肠也是一种轻微的刺激，能加速胃肠蠕动，有利于排便。

排毒作用

　　许多家庭有晚餐吃得丰富的习惯，因此晚餐摄入的动物蛋白质及盐分较多。动物蛋白质在体内分解代谢会产生一定的毒性物质，饮水可促进排尿、排便，将毒素排出体外。

护肤美容

　　皮肤的美丽在于水分与油分的平衡，保养皮肤的主要方法在于"保湿"，多喝水能保持皮肤适当的水分与油脂，让皮肤光泽有弹性。

控制体重

　　吃饭前，先喝杯水或喝一碗汤，可减少进食量，对控制体重有明显的帮助，从而预防肥胖。

防止老化

　　成人体内水分约占体重70%，其比例会随着年龄的增加而减少，人体一生的含水量会由70%降为50。因此，多补充水分，是防止老化的重要措施。

需要注意的是，清晨饮水应以白开水为好，饮水量一般宜为200~400毫升，过量饮水对胃不利，也影响食用早餐。

女人喝水养生试试这几招

1.早起来杯温开水

早上起床之后喝一杯温开水是很多女性每天都坚持做的事情，这是个好习惯要保持。这样做可以为一晚上都没有进食的肠胃补充水分，同时排泄物吸收水分之后也会更容易被排出去，避免堆积在身体里。

2.吃饭前三十分钟喝点水

很多人说吃饭前不应该喝水，否则会影响食欲，其实不然。建议女性在吃饭前三十分钟喝点水，有助于调动食欲。

3.喝茶

喝茶也是为身体补水的一种方式，女性朋友们不妨泡些绿茶喝，尤其是经常和电子设备打交道的女性。因为喝绿茶不仅能补水，还能对抗辐射，延缓肌肤老化。

4.喝汤

喝汤也是一种补水方式，而且汤更有营养。因为汤中除了水分之外，还能融入许多其他食材的营养物质，所以喝汤既能补水，还能为身体提供所需的营养。

二、细嚼慢咽要遵守

　　人类吃东西是为了从中摄取营养，维持生命。当食物入口之后，先被牙齿咀嚼磨碎，然后进入胃部，变为半流质的糊状物，最后到小肠中被吸收。当整个消化系统都处于正常工作状态时，人就能够从食物中吸收足够的营养，显得精神饱满，气血旺盛。如果吃东西狼吞虎咽，就会加重胃的负担。胃不能很好地消化食物，势必影响肠的消化和吸收。细嚼的同时还需慢咽，慢咽的最大好处是使食物慢慢进入胃里，而不是一下子就把它撑大了，这样胃部就会有一种舒适的感觉，不致因为食物的剧烈冲击而感到不适。

细嚼慢咽有七大好处:

保护肠胃　　细嚼慢咽可以使唾液分泌量增加，咀嚼的时间越长，分泌的唾液就越多，它们可以中和过多的胃酸，平衡酸碱性，减少胃酸对胃黏膜的损害。唾液中的黏蛋白进入胃部以后，可附着于粘膜上，对抗胃酸对胃粘膜的腐蚀，对胃起到一定保护作用。

有助于食物消化吸收　　咀嚼能够使食物与口腔中的唾液充分接触，进而促进食物的消化吸收，还可以减轻胃肠负担，使食物中的营养物质得到更好的吸收。

有效控制体重　　大脑饱腹中枢受到刺激而兴奋时人就产生饱腹感，饱腹感通常需要在进食后20分钟左右产生，细嚼慢咽能延长用餐时间，不断刺激饱腹中枢神经，反馈给大脑"我已经吃饱了"的信号，让人较早产生饱腹感，就不易摄入过多的食物，也就能达到保持健康体重的目的。

清洁口腔

进餐速度过快过猛，很容易咬伤舌头和口腔内侧，对牙齿和牙龈也有所损害，甚至会引起口腔溃疡。细嚼慢咽能促使牙龈表面角质变化，加速血液循环，提高牙龈的抗病能力。咀嚼时分泌的唾液含有溶菌酶和其他抗菌因子，具有杀菌作用，有助于防治牙病。

锻炼咀嚼肌，有助于美容

细嚼慢咽可让咀嚼肌得到充分锻炼，使面部的形态更饱满健康，有助于美容。此外，细嚼慢咽能够使得大脑皮质活跃，还可以预防大脑的老化与阿尔茨海默病。

缓解紧张情绪

吃饭时细嚼慢咽能够集中注意力，可以让味蕾充分享受每一种味道，既饱肚子又饱口福。从心理学上来说，还能让人在忙碌的一天之后平静下来，缓解焦虑情绪，重建平和心态。

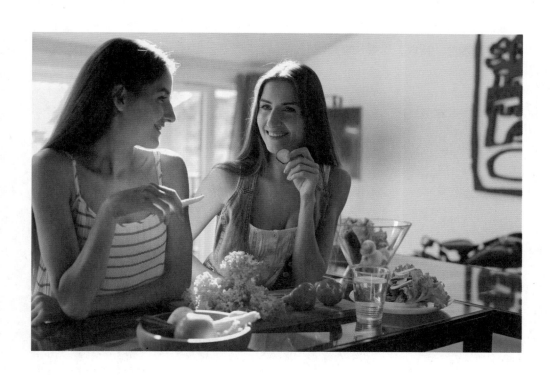

三、早餐必吃且吃好

俗话说："早餐要吃好，午餐要吃饱，晚餐要吃少。"为什么要这么安排呢？每当我们吃过饭后，大约经过5个小时，食物将全部排空。因此，为了不断给人体补充能量，必须4～6小时安排一次用餐。早晨，当我们经过8个小时的睡眠后，会感到特别精神，因此上午的工作、学习效率要比下午高。但是许多人为了赶时间，把早餐"省略了"，其实这是很不明智的做法。

早餐在三餐中具有基础性的地位，不吃早餐或早餐质量不好是引起全天能量和营养摄人不足的主要原因之一，会导致工作、学习的效率下降。所以，早餐不但要吃，还要吃好，否则难以补充夜间消耗的水分和营养，还会造成血液黏度增加，增加患中风、心肌梗死的可能。由于早晨空腹，体内胆固醇的饱和度较高，不吃早餐还容易产生胆结石。

另外，如果不吃早餐，一天就只有两餐。这样，空腹的时间会变长，午餐和晚餐的进食量也就增多了，从而使胃的消化吸收功能增强，吃进去的食物就会被完全吸收人就容易发胖。所以，早餐一定要吃好。

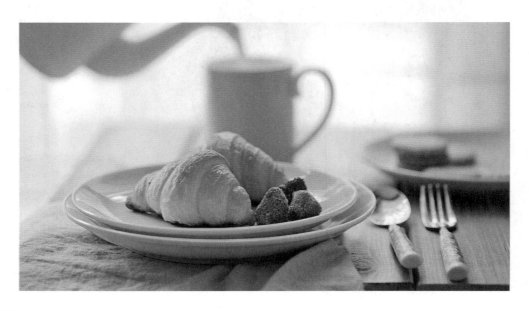

四、粗粮、细粮搭配好

粮食有粗粮与细粮之分。粗粮是指没有经过精细加工的粮食，是相对于细粮而言的。粗粮是一个很广泛的概念，主要包括三类：一是玉米、小米、高粱、燕麦、荞麦等谷类；二是黄豆、红豆、绿豆、蚕豆等杂豆类，它们不属于谷类，但是同样营养丰富；三是马铃薯、红薯、芋头、山药等块茎类，因为富含膳食纤维，具有粗粮的特点，也可归为粗粮的范畴。

细粮就是指经过精细加工的稻谷和小麦，也就是我们平常吃的大米和白面。米面经过研磨加工去掉了粗糙的外壳，口感更细腻、容易消化，深受人们欢迎。细粮能制成各种各样的加工食品，可是我们为什么要粗粮、细粮搭配着吃呢？

细粮虽然口感好，但营养并不丰富。细粮经过了反复加工碾磨，水稻、小麦中的维生素、矿物质等营养大量流失。粗粮由于加工简单，保留了很多营养成分。粗粮中的铁、钙、维生素A、维生素B_1的含量远远高于细粮。粗粮还富含纤维素，不溶性纤维素可以使胃肠道中的食物膨胀，增加粪便的体积，促进胃肠道的蠕动，保持大便的正常，阻止细菌和病毒对胃肠道的侵害。此外，它还含有维生素P、类胡萝卜素、木酚素等植物化学素，能起到维护心脑血管健康的作用。粗粮还因为富含纤维，消化吸收慢，吃粗粮后血糖峰值小于吃细粮，有助于糖尿病患者控制血糖。

营养学专家建议，粗粮虽然有益健康，食用也要注意适量。有些上了年纪的人因习惯多爱吃粗粮，这样也不利于健康。荞麦、燕麦、玉米等粗粮中的植酸含量较高，植酸会阻碍钙、铁、锌、磷的吸收，反而不利于体内矿物质的代谢平衡。另外，粗粮难以消耗，大量进食容易造成腹胀、消化不良等症状。长期进食高纤维食物，还会使人体对蛋白质的吸收受阻、脂肪摄入不足，降低人体的免疫力。由此可见，健康的饮食应该是粗细粮搭配，粮食过粗或者过细都不利于健康。《中国居民膳食指南（2019）》建议食物多样，谷类为主，粗细搭配。

五、多吃抗衰老的食物

女性30岁后雌激素水平慢慢下降，一些衰老症状也随之出现。女性衰老是一个缓慢的过程，30岁以后，女性朋友们应以积极的态度及时、主动地采取措施，让自己在拥有成熟风韵的同时，依然青春靓丽、光彩照人。女性若想延缓衰老、留住青春，饮食是关键。日常生活中可以多吃这些抗衰老的食物。

绿茶中富含茶多酚，茶多酚具有很强的抗氧化作用，可消除人体内过多的自由茎，减缓人体衰老。研究证明1毫克茶多酚清除对人体有害的过量的自由基的效能相当于9微克超氧化物歧化酶，并大大高于其他同类物质。

每周吃3次深海鱼能有效帮助皮肤保持年轻和滋润状态，而三文鱼是所有深海鱼中最具美容功效的鱼类。三文鱼中含有一种强效抗氧化成分——虾青素，三文鱼的橙红色即来源于此。虾青素的抗氧化能力是维生素E的100多倍，能有效抗击自由基，延缓皮肤衰老，同时还能保护皮肤免受紫外线的伤害。

胡萝卜不但营养丰富，还可以滋润皮肤。胡萝卜富含胡萝卜素、B族维生素和维生素C，胡萝卜素是维生素A的主要来源，维生素A可使头发保持光泽，皮肤细腻；胡萝卜素可清除致人衰老的自由基；B族维生素和维生素C等营养物质，也有润皮肤、抗衰老的作用。胡萝卜的芳香气味是挥发油造成的，能促进消化，并有杀菌作用。

核桃中含多种防衰老的成分，如维生素E、钙、铁和类胡萝卜素等。核桃中所含维生素E，可使细胞免受自由基的氧化损害，所以核桃有"万岁子""长寿果"之称。每天吃适量的核桃不但可以帮助女性抵抗衰老。

六、吃甜食，要节制

甜食虽好，但是常吃会让人发胖。除此之外，甜食吃太多，还会埋下很多健康隐患。

导致皮肤提前衰老　当人摄入糖分后，糖分子会在酶的作用下附着在蛋白质纤维中，这个过程被称为糖基化。糖基化会导致皮肤失去光泽、眼圈发黑、水肿及皱纹增多。女性摄入过多糖分，还可能导致内分泌失调、月经紊乱，提前出现更年期症状，从而导致早衰。

引发视神经炎　视神经炎的发病原因是非常复杂的，但是缺少维生素B_1是导致视神经炎的一个主要原因。我们在吃甜食的时候，会摄入很多的糖分，而糖分在体内代谢时会消耗掉很多维生素B_1，如果我们吃过多的甜食，体内就会缺少维生素B_1，很容易引发视神经炎。

引发骨质疏松　人体摄入过多的糖分很容易引发骨质疏松。因为糖分在体内进行新陈代谢时会产生很多物质，这些物质有乳酸、丙酮酸等，它们会跟体内的钙发生反应，让体内的钙元素减少，从而容易导致骨质疏松症。

引发胆结石　女人如果50岁以后还是很喜欢吃甜食，则比较容易引起胆结石。当人体摄入过多的糖分，会促进胰岛素的分泌，使胆汁里的胆固醇和胆汁酸的比例失调，这样很容易引发胆结石。

七、长期饱食不可取

中国最早的医学典籍《黄帝内经》中提到："饮食有节""饮食自倍，肠胃乃伤"。南朝陶弘景在《养性延年录》中指出："所食愈少，心愈开，年愈益；所食愈多，心愈塞，年愈损焉。"可见，古人很早就发现节制饮食可以抗衰老、延寿命，经常饱食则使人早衰，对人体有害。现代医学研究也发现，饮食过饱还是冠心病、胰腺炎等多种危重病症的诱因。人们在长期的生活实践中已经认识到饮食过饱的危害，所以民间有"饮食莫教足""吃饭八分饱"等养生谚语。

吃得过饱会给身体带来很多危害，对健康十分不利。下面我们来了解一下饱食会给身体带来哪些危害。

吃进去的食物在体内经消化代谢产生能量，但在氧化反应中还会产生有害化合物——自由基，它能导致细胞损伤、动脉血管硬化，从而引发疾病。人体摄入的能量越多，产生的自由基就越多，人体老化的速度也就越快；相反，每餐吃个八分饱，可以减少自由基的产生，从而延缓衰老。

长期饱食，摄入过多的热量，体内过多热量无法消耗，以糖原的形式堆积在体内，就会转化为脂肪，使人发胖，甚至患上肥胖症，并诱发糖尿病、高血压、心脏病等多种疾病。

吃太饱还会影响心脏功能。而且人体为了消化吸收各种营养物质，需氧量会大大增加，从而使心脏负荷水平大幅度增加，容易造成急性心肌缺血或心肌梗死。

加重肠胃负担　　如果胃里一直装满的食物，胃不但得不到休息，还会分泌大量的胃液，长此以往，会破坏胃黏膜屏障，导致胃溃疡等疾病的发生。

阿尔茨海默病　　饱食后，大脑中一种纤维芽细胞生长因子数量会增加数万倍，这种纤维芽细胞生长因子会使脂肪细胞和毛细血管壁增值，促使动脉硬化，引起脑血管硬化，最终导致脑萎缩和脑功能退化，可能引起阿尔茨海默病。

急性胰腺炎　　吃得太饱，会增加胰腺负担，致使胰液分泌增多、胰管不通畅，易诱发急性胰腺炎。

骨质疏松　　长期饱食易使钙流失，患骨质疏松症的概率会大大增加。

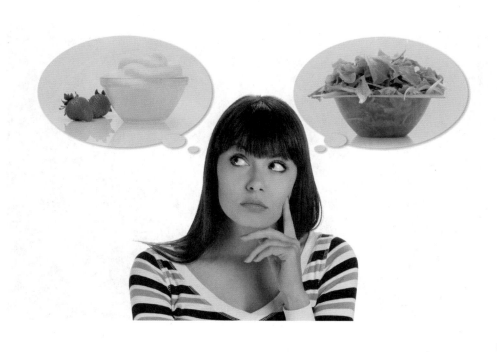

八、饭后隔一会儿再吃水果

众所周知，水果含有非常丰富的营养成分，主要含糖类、维生素和矿物质，还有对人体健康有益的生物活性物质，如类胡萝卜素、生物类黄酮、花青素、前花青素及有机酸等。水果中所含的维生素主要是维生素C、胡萝卜素和B族维生素，是人们膳食中维生素的主要来源。而且水果鲜甜，汁多美味，人们都喜欢吃。

但一直以来，有很多人认为饭后吃水果是一种良好的饮食习惯。把水果当成饭后甜品，其中的有机酸会与其他食物中的矿物质结合，影响消化吸收；水果中的果胶有吸收水分、增加胃肠内食物湿润程度的作用，因此饭后吃水果还会加重胃的负担；水果中富含单糖类物质，它们通常在小肠被吸收，但饭后它们却难以立即进入小肠而滞留于胃中，如停留时间过长，单糖就会发酵而引起腹胀、腹泻等症状。

吃水果的适宜时间是饭前1个小时和饭后2个小时左右（柿子等不宜在饭前吃），最好在两餐之间食用。另外，我们也要注意，不要在晚上睡觉前吃水果，不然充盈的胃肠会使你的睡眠受到影响。

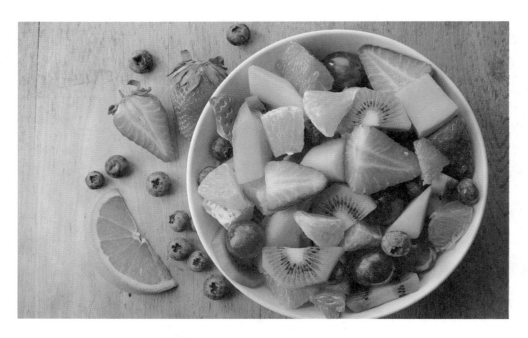

九、少吃冷饮

许多女性朋友非常喜爱夏天吃美味解暑的冷饮。但是你知道吗？冷饮属于寒性食物，女人本来阳气就不足，长期吃冷饮更会削弱女人的阳气，给健康带来很多隐患。

痛经、不孕

女性的月经是子宫内膜脱落并伴随出血的周期性变化。如果经常吃冷饮，尤其是在经期，由于寒冷刺激影响子宫的收缩程度，经血就很难顺利排出体外，这时子宫的收缩力度就会不断加大，从而导致痛经。痛经时间久了，甚至会导致不孕。有些人想通过药物缓解疼痛，但长期服用药物会使身体对药物产生依赖性和抗药性，影响健康。

不利于排汗

夏季炎热，人体会出现多汗的现象，而排汗有助于体内毒素的排出。如果人在排汗的时候食用冷饮，皮肤毛孔会迅速闭合，体内的汗液就无法排出，容易导致体内毒素堆积而影响身体健康。

引发疾病

对于肠胃本身就不好的女性来说，如果还大量食用冷饮，会更加刺激肠胃，这样会影响消化酶的分泌，影响肠胃健康而导致疾病。

身体抗病毒能力下降

如果长期大量食用冷饮，人体内的血管会受冷饮的刺激而收缩，导致血液循环不畅。另外，大量冷饮进入胃后，会冲淡胃液，刺激胃黏膜，导致人体抵抗力下降，这就是经常吃冷饮的人容易感冒的原因。

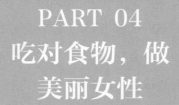

PART 04
吃对食物，做美丽女性

为了保持美丽容颜，不少女性不惜购买价格昂贵的化妆品。其实，要想美容养颜，吃对食物就可以。本章为您介绍日常生活中常见的美容养颜食物，让您吃出美丽容颜。

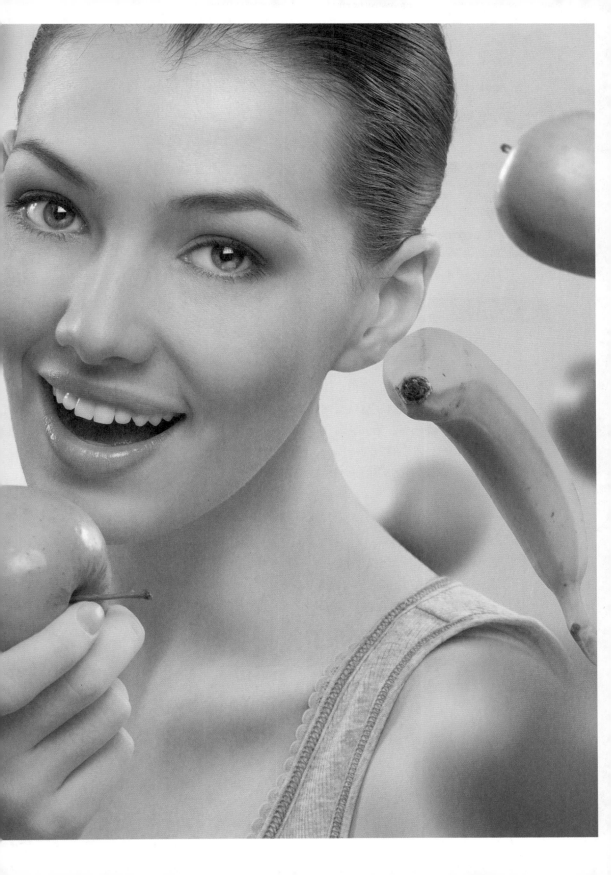

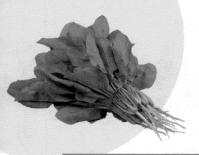

菠菜

● 别名

波斯草、赤根菜、菠棱、鼠根菜、鹦鹉菜。

营养成分

蛋白质、脂肪、糖类、
磷脂、维生素、铁、钾、
类胡萝卜素、草酸

● 性味归经

性凉，味甘。归肠、胃经。

● 食用功效

菠菜含有丰富的维生素A、维生素C及矿物质，尤其维生素A和维生素C含量是蔬菜类之冠，还含有大量的β胡萝卜素和铁，也是维生素B$_6$、叶酸和钾的极佳来源，对胃肠障碍、便秘、痛风、皮肤病、各种神经疾病、贫血等有特殊食疗效果。其中丰富的铁对缺铁性贫血有辅助治疗作用，能令人面色红润、光彩照人，因此被推荐为养颜佳品。另外，菠菜中含有大量的抗氧化剂，如维生素E和硒元素，具有抗衰老、促进细胞增殖作用，既能激活大脑功能，又可增强活力，有助于防止大脑的老化，预防阿尔茨海默病（老年痴呆症）。

● 选购与保存

❶ 菠菜以色泽浓绿、根为红色、茎叶不老、无抽薹开花、不带黄烂叶者为佳，挑选时宜选叶片厚实、伸张得好，叶面宽、叶柄短的。
❷ 买回家的菠菜先在室温下静置1天，用厨房纸巾包裹，根部朝下再装进保鲜袋，放进冰箱冷藏，可以保存4～7天。

● 相宜搭配

菠菜+花生	美白护肤	菠菜+猪肝	补血明目
菠菜+茄子	补脑护肤	菠菜+杨桃	防老补血

松仁菠菜

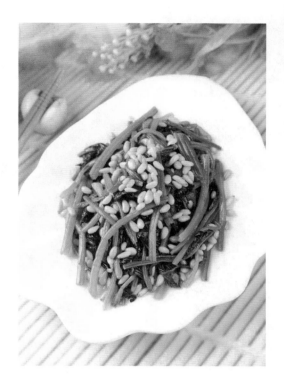

材料

菠菜270克，松仁35克，盐3克，鸡粉2克，食用油15毫升

做法

1. 将洗净的菠菜切成三段。
2. 冷锅中倒入适量食用油，放入松仁，用小火翻炒至飘出香味，盛出，装碟，撒上少许盐，拌匀待用。
3. 锅留底油，倒入切好的菠菜，用大火翻炒2分钟，加入盐、鸡粉，炒匀。
4. 关火后盛出炒好的菠菜，撒上拌好盐的松仁即可。

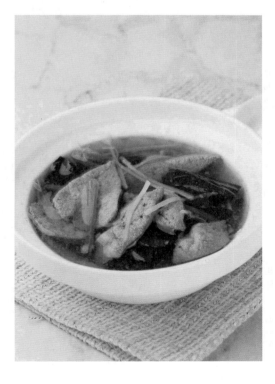

双仁菠菜猪肝汤

材料

猪肝200克，柏子仁10克，酸枣仁10克，菠菜100克，姜丝少许，盐2克，鸡粉2克，食用油适量

做法

1. 把柏子仁、酸枣仁装入隔渣袋中，收紧口袋；将洗好的菠菜切成段；将处理好的猪肝切成片。
2. 砂锅注水烧热，放入隔渣袋，用小火煮15分钟，取出隔渣袋，放入姜丝，淋入少许食用油，倒入猪肝片，搅匀。
3. 放入菠菜段，煮沸，加入盐、鸡粉，搅拌匀即可。

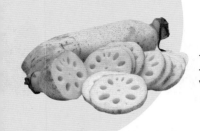

莲藕

● 别名

玉玲珑、玉笋、玉臂龙、玉藕、玲珑腕、蓉玉节、蒚。

● 性味归经

性寒，味甘。归心、脾、胃经。

● 食用功效

莲藕富含维生素C和膳食纤维，既能帮助消化还能预防便秘。在块茎类食物中，莲藕的含铁量较高，故对缺铁性贫血的病人颇为适宜。莲藕还有明显的补益气血、提高人体免疫力作用，故中医称其"主补中养神，益气力"。生吃鲜藕能清热解烦，解渴止呕，将鲜藕压榨取汁，其功效更甚；煮熟的藕能健脾开胃、益血补心，有消食、止渴、生肌的功效，非常适合爱美的女性食用。

● 选购与保存

❶ 莲藕要挑选外皮呈黄褐色、肉肥厚而白的，如果外皮发黑、有异味，则不宜食用。藕节短、藕身粗的莲藕品质较佳，从藕尖数起第二节藕最好。

❷ 没切开的莲藕可在室温中放置一周。莲藕容易变黑，切面的部分容易腐烂，所以要在切口处覆以保鲜膜，可冷藏保鲜一个星期左右。

● 相宜搭配

莲藕+猪肉	滋阴健脾	莲藕+羊肉	润肺补血
莲藕+鳝鱼	强肾壮阳	莲藕+核桃仁	活血破淤

山楂藕片

🍲 材料

莲藕150克，山楂95克，冰糖30克

😋 做法

1. 将洗净去皮的莲藕切成片；洗好的山楂切开去核，切成小块。
2. 砂锅中注水烧开，放入藕片、山楂块，盖上盖，煮沸后用小火炖煮15分钟。
3. 揭盖，倒入冰糖，快速搅拌匀，煮至冰糖完全溶化即可。

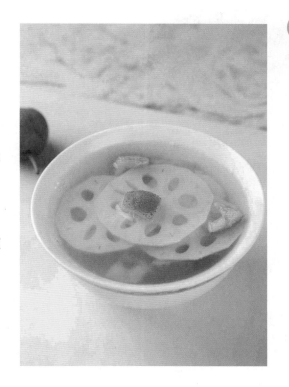

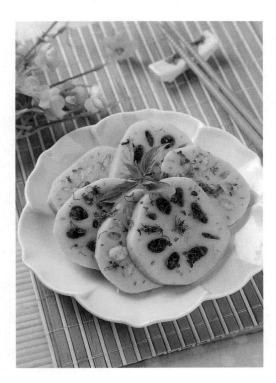

双拼桂花糯米藕

🍲 材料

去皮莲藕250克，水发糯米、水发黑米各50克，去皮白萝卜15克，白糖20克，糖桂花15克

😋 做法

1. 将白萝卜切成厚片；将莲藕切成两段，分别往莲藕段中塞满糯米和黑米，两头用白萝卜片封口。
2. 锅中注水，放入莲藕、白糖，拌至白糖溶化，盖上盖，用大火煮30分钟，捞出，切成片，装盘待用。
3. 另起锅，注入适量清水，放入糖桂花、白糖拌匀，浇在莲藕片上即可。

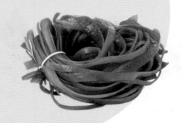

海带

- **别名**

  海马蔺、海草。

- **性味归经**

  性寒，味咸。归肝、胃、肾经。

- **食用功效**

  海带是一种高营养藻类，含有丰富的蛋白质和矿物质，具有补铁、补血、清血、降血脂、提高免疫力、排毒以及抗氧化的作用。所含丰富的钙元素和碘元素组成甲状腺素，甲状腺素可以起到美容养颜、延缓衰老的作用。海带与绿叶蔬菜相比，除含有丰富的维生素C以外，其粗蛋白、糖、钙、铁的含量均高出几倍甚至十几倍。而且海带含大量的膳食纤维，热量很低，有利于女性朋友们减脂瘦身。海带含有大量的不饱和脂肪酸和食物纤维，能清除附着在血管壁上的胆固醇，调顺肠胃，促进胆固醇的排出。

- **选购与保存**

  质厚实、形状宽长、身干燥、色淡黑褐或深绿、边缘无碎裂或黄化现象的才是优质海带。将干海带剪成长段，洗净，用淘米水泡上，煮30分钟，放凉后切成条，分装在保鲜袋中，放入冰箱里冷冻起来。

- **相宜搭配**

海带+排骨	益精补血	海带+冬瓜	利尿消肿
海带+豆腐	预防碘缺乏	海带+芝麻	促进血液循环

海带牛肉汤

🍅 材料
牛肉150克，水发海带丝100克，姜片、葱段各少许，鸡粉2克，胡椒粉1克，生抽4毫升，料酒6毫升

🍲 做法
1. 将洗净的牛肉切成条形，再成切丁，备用。
2. 锅中注水烧开，倒入牛肉丁，淋入料酒，拌匀，汆去血水，捞出待用。
3. 高压锅中注水烧热，倒入牛肉丁，撒上姜片、葱段，淋入少许料酒，盖好盖，用中火煮30分钟。
4. 揭盖，倒入海带丝，煮熟软，加入生抽、鸡粉，撒上胡椒粉，拌匀即可。

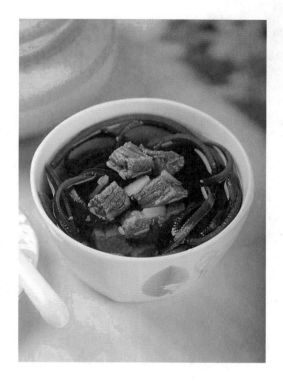

海带排骨汤

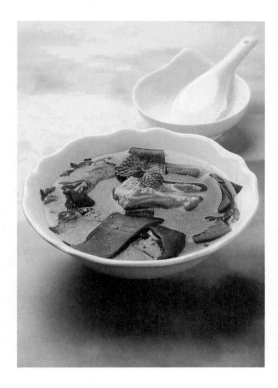

🍅 材料
排骨260克，水发海带100克，姜片4克，盐3克，鸡粉2克，料酒5毫升

🍲 做法
1. 将泡好的海带切成小块。
2. 沸水锅中倒入切好的排骨，汆去血水和脏污，捞出沥水，待用。
3. 取出电饭锅，倒入排骨、海带，淋入料酒，放入姜片，加水至没过食材，拌匀，盖上盖，按下"功能"键，调至"蒸煮"状态，煮90分钟至食材熟软。
4. 90分钟后，打开盖子，加入盐、鸡粉，搅匀调味即可。

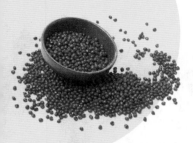

红豆

• 别名

赤小豆、红小豆、米赤豆。

• 性味归经

性平，味苦。归心、小肠、脾经。

• 食用功效

红豆富含多种营养成分，有很高的营养价值，具有止泻、消肿、通乳、健脾养胃、清热利尿、解除毒素等功效。其所含丰富的膳食纤维，具有良好的润肠通便、降血压、降血脂、调节血糖、解毒、预防结石、健美减肥的作用；同时又富含铁，能行气补血，有补血养颜、促进血液循环等功效，能让人气色红润，非常适合补养心血；其外皮中所含的皂角苷也有很强的利尿作用，能很好地改善因肾脏功能衰退而引起的脸部、脚部的浮肿。

• 选购与保存

❶ 红豆以暗红色、豆粒完整饱满、大小均匀、紧实皮薄、表面光洁的为佳，颜色越深的红豆品质越好。

❷ 将红豆放于密封的罐子或者容器中，放置在通风干燥的地方保存即可。

• 相宜搭配

| 红豆+鲤鱼 | 消水肿 | 红豆+乌鸡 | 滋阴养血、利水消肿 |
| 红豆+山药 | 清热祛湿 | 红豆+大枣 | 补益心脾、利水消肿 |

红豆松仁粥

材料

水发大米80克，水发红豆100克，松仁20克，鱼丸4颗

做法

1. 炒锅注水烧开，放入鱼丸，煮熟后捞出，待用。
2. 砂锅中注入适量清水，倒入水发大米、红豆，搅拌匀，盖上盖，用大火煮开后转小火熬40分钟至食材软烂。
3. 揭开盖，放入松仁，搅拌匀，续煮5分钟。
4. 关火，将煮好的粥盛入碗中，放入煮熟的鱼丸即可。

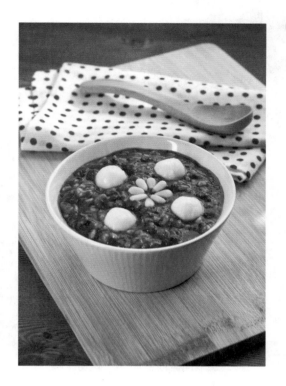

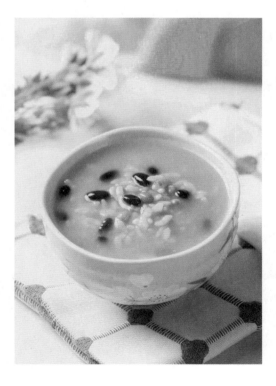

三豆粥

材料

水发大米120克，水发绿豆70克，水发红豆80克，水发黑豆90克，白糖6克

做法

1. 砂锅中注水烧开，倒入洗净的绿豆、红豆、黑豆、大米，搅拌匀，盖上盖，烧开后用小火煮40分钟至食材熟透。
2. 揭开盖，加入白糖，搅拌匀，煮至白糖溶化。
3. 关火后盛出煮好的粥，装入碗中即可。

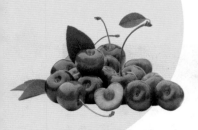

樱桃

• 别名

车厘子、荆桃、朱樱、朱果、樱珠。

• 性味归经

性温，味甘。归肝、脾经。

<table>
<tr><td colspan="1" align="center">营养成分</td></tr>
<tr><td>维生素 A、胡萝卜素、
B 族维生素、维生素 C、
铁、钙、磷</td></tr>
</table>

• 食用功效

樱桃含铁，铁能促进血红蛋白再生，既可防治缺铁性贫血，又可增强体质、健脑益智。樱桃中含有抗氧化物质，是名副其实"美味又美丽"的水果，还含有花色素、花青素、红色素等，它的有效抗氧化剂，比维生素E的抗衰老作用更强，还能促进血液循环，有助尿酸的排泄，有利于缓解痛风、关节炎所引起的不适。常用樱桃汁涂擦面部及皱纹处，能使面部皮肤红润嫩白，去皱消斑。

• 选购与保存

❶ 樱桃以颜色深红或偏暗、个头稍大、表皮发亮并无褶皱的品质为佳。

❷ 樱桃属于浆果，一般保鲜时间都不会太长，建议现买现吃。若买多了，可擦干水分，放入3℃左右的冰箱中，能保存4～7天，但保存后的口感会变差。

• 相宜搭配

樱桃+草莓	美容养颜	樱桃+柚子	增强免疫力
樱桃+蜂蜜	补中益气	樱桃+绵白糖	治疗慢性气管炎

樱桃豆腐

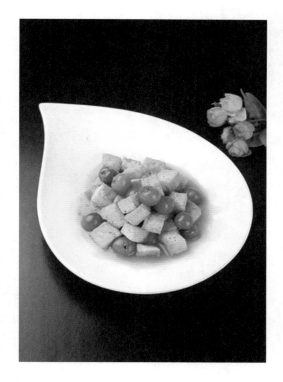

🍅 材料

樱桃130克，豆腐270克，盐2克，白糖4克，鸡粉2克，陈醋10毫升，水淀粉6毫升，食用油适量

🍲 做法

1. 将洗好的豆腐切成条形，改切成小方块。
2. 煎锅上火烧热，淋入食用油，倒入豆腐，用小火煎至两面金黄色，盛出。
3. 锅底留油烧热，注入少许清水，放入洗好的樱桃，加入盐、白糖、鸡粉、陈醋，拌匀，用大火煮沸。
4. 倒入豆腐，拌匀，煮至入味，用水淀粉勾芡即可。

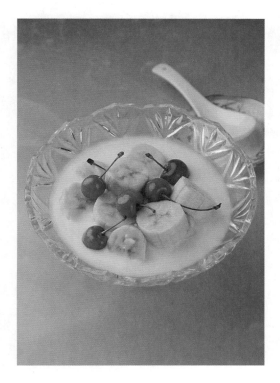

樱桃香蕉

🍅 材料

香蕉120克，樱桃50克，酸奶80毫升

🍲 做法

1. 将香蕉果肉剥出，切成段。
2. 取一个水晶碗，倒入酸奶。
3. 放入香蕉段，再点缀上洗净的樱桃即可。

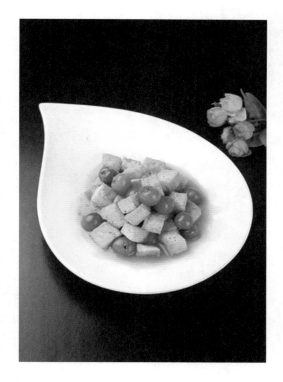

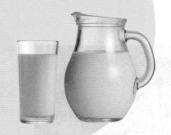

牛奶

• 别名

牛乳。

• 性味归经

性平，味甘。归肺、胃经。

营养成分

蛋白质、钙、磷、
维生素 A、维生素 D
B 族维生素

• 食用功效

牛奶营养丰富，容易被人体所消化吸收，物美价廉，食用方便，人称"白色血液"，是最理想的天然食品。牛奶中富含维生素A，可以防止皮肤干燥及暗沉，使皮肤白皙，有光泽；富含维生素B_2，可以促进皮肤的新陈代谢；牛奶中的乳清对黑色素有消除作用，可防治多种色素沉着引起的斑痕；牛奶能为皮肤提供油脂，还能暂时提供水分，可保证皮肤的光滑润泽。另外，牛奶中的钙最容易被吸收，而且磷、钾、镁等多种矿物质搭配也十分合理。孕妇应多喝牛奶，绝经期前后的中年妇女常喝牛奶可减缓骨质流失。

• 选购与保存

❶ 新鲜乳（消毒乳）呈乳白色或稍带微黄色，有新鲜牛乳固有的香味，无异味，呈均匀的流体，无沉淀、无凝结、无杂质、无异物、无黏稠现象。
❷ 买回来的鲜牛奶建议放冰箱冷藏。

• 相宜搭配

牛奶+木瓜	美容养颜	牛奶+桃	滋养皮肤
牛奶+大枣	补血健脾	牛奶+香蕉	促进维生素B_{12}的吸收

樱桃鲜奶

材料
樱桃90克，脱脂牛奶250毫升

做法
1. 将洗净的樱桃去梗，切成粒。
2. 砂锅中注入适量清水烧开，倒入备好的牛奶，用勺搅拌匀，煮沸。
3. 倒入切好的樱桃，拌匀，略煮片刻，装入碗中即可。

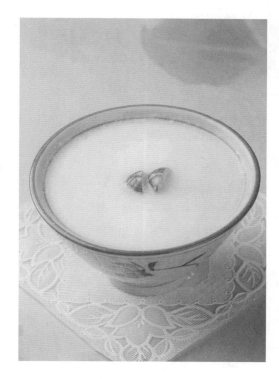

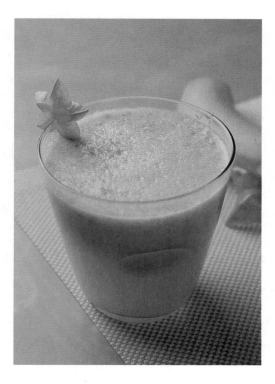

杨桃香蕉牛奶

材料
杨桃180克，香蕉120克，牛奶80毫升

做法
1. 将洗净的香蕉剥去果皮，切成小块；将洗好的杨桃切开，去除硬心部分，再切成小块，待用。
2. 取榨汁机，选择搅拌刀座组合，放入香蕉、杨桃，倒入牛奶，再加入少许凉开水，榨取果汁。
3. 将榨好的果汁倒入杯中即可。

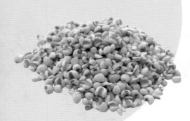

薏米

● 别名

米仁、苡仁、六谷米。

营养成分

蛋白质、脂肪、糖类、
维生素 E、维生素 B_1、
钙、镁、铁、锌

● 性味归经

性凉，味甘、淡。归脾、肾、肺经。

● 食用功效

薏米含有多种维生素和矿物质，可以促进新陈代谢，减少胃肠负担，是病中或病后体弱患者的补益佳品。薏米能增强肾功能，并有清热利尿作用，因此对浮肿病人也有疗效。健康人常吃薏米，能使身体轻捷。薏米中还含有一定量的维生素E，是一种美容食品，常食可以保持人体皮肤细腻有光泽，消除粉刺、色斑，改善肤色，并且它对于由病毒感染引起的赘疣等有一定的治疗作用。

● 选购与保存

❶ 质量好的薏米色白，形圆如珍珠，无虫蛀，无霉烂，干燥，咬之黏牙如糯米，闻着有一种米香味。有的薏米颗粒虽大，但被虫蛀，受潮发霉，则不宜选用。

❷ 薏米贮藏前要筛去其中的粉粒、碎屑，以防止生虫或生霉。

● 相宜搭配

薏米+大枣	活血养颜	薏米+香菇	健脾除湿
薏米+山楂	瘦身美容	薏米+白果	清热排脓

扁豆薏米冬瓜粥

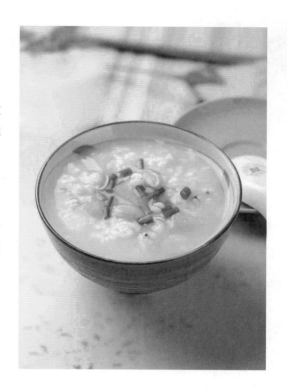

🍲 材料

水发大米200克，水发扁豆80克，水发
薏米100克，冬瓜50克，葱花少许，盐2
克，鸡粉3克

🍲 做法

1. 将洗净去皮的冬瓜切成小块。
2. 砂锅中注入适量清水，倒入备好的扁
   豆、薏米、大米，盖上盖，用大火煮
   开后转小火煮1小时至食材熟透。
3. 揭盖，放入冬瓜，盖上盖，续煮15分钟。
4. 再次揭盖，放入盐、鸡粉，拌匀调味。
5. 关火后盛出煮好的粥，装入碗中，撒
   上葱花即可。

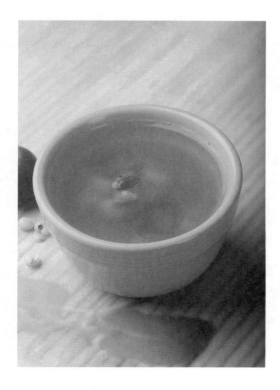

山楂薏米水

🍲 材料

新鲜山楂50克，水发薏米60克，蜂蜜10
毫升

🍲 做法

1. 将洗好的山楂切开，去核，切成小
   块，备用。
2. 砂锅中注入适量清水烧开，倒入洗好
   的薏米，加入切好的山楂，搅拌匀，
   盖上盖，用小火煮30分钟。
3. 揭开盖，搅拌片刻，将煮好的薏米水
   滤入碗中，倒入蜂蜜，拌匀即可。

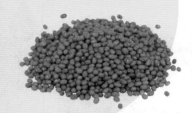

绿豆

● 别名

青小豆、菉豆、植豆。

● 性味归经

性凉，味甘。归心、胃经。

营养成分
蛋白质、脂肪、糖类、
维生素 B_1、维生素 B_2、
胡萝卜素、叶酸、
钙、磷、铁

● 食用功效

　　绿豆中含有丰富的蛋白质，以生绿豆水浸磨成的生豆浆含量最高，内服可保护肠胃黏膜。绿豆蛋白、鞣质和黄酮类化合物可与有机磷农药、汞、砷、铅化合物结合形成沉淀物，使之减少或失去毒性，且不易被胃肠道吸收。绿豆中所含有的单宁能凝固微生物原生质，可产生抗菌活性。黄酮类化合物、植物甾醇等生物活性物质有一定的抑菌抗病毒作用。香豆素、生物碱、皂甙等众多活性物质可增强机体免疫力，增加吞噬细胞的数量或增强吞噬功能。绿豆对治疗烫伤、皮肤瘙痒、溃疡等常见症状也有显著效果，还有美白、淡化斑点、清洁肌肤、去除角质、减少青春痘等作用。

● 选购与保存

❶ 优质绿豆外皮呈绿色，表面无白点，颗粒饱满、均匀，很少有破碎，不含杂质。劣质的绿豆色泽黯淡，颗粒大小不均，饱满度差，破碎多，有虫、有杂质。

❷ 将绿豆在阳光下暴晒 5 小时，然后趁热密封保存。

● 相宜搭配

绿豆+豇豆	清热解毒	绿豆+大米	促进消化
绿豆+南瓜	强身健体	绿豆+百合	解渴润燥

清凉绿豆沙

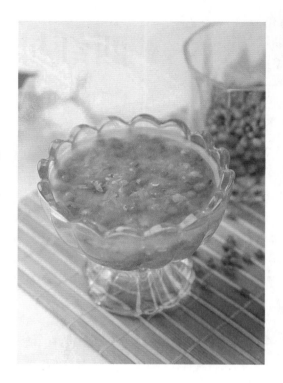

材料

绿豆65克

做法

1. 碗中注入适量清水，放入洗净的绿豆，浸泡2小时。
2. 锅中注入适量清水烧开，倒入泡好的绿豆，烧开后用小火煮至食材熟软，捞出绿豆皮。
3. 关火后盛出煮好的绿豆沙，装入碗中即可。

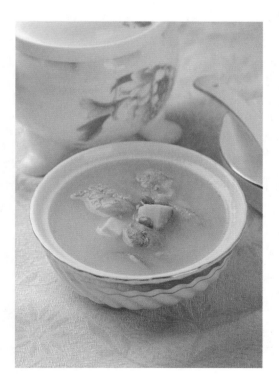

土茯苓绿豆老鸭汤

材料

绿豆250克，土茯苓20克，鸭肉块300克，陈皮1片，高汤适量，盐2克

做法

1. 锅中注入适量清水烧开，放入洗净的鸭肉块，余去血水，捞出过冷水。
2. 另起锅，注入适量高汤烧开，加入鸭肉块、绿豆、土茯苓、陈皮，拌匀，盖上盖，炖3小时至食材熟透。
3. 揭开盖，加入盐，拌匀调味即可。

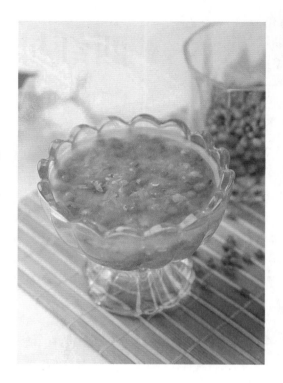

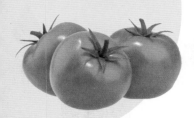

西红柿

● 别名

番柿、六月柿、洋柿子、毛秀才、爱情果、情人果。

● 性味归经

性凉，味甘、酸。归肺、肝、胃经。

● 食用功效

西红柿营养丰富，有生津止渴、健胃消食、凉血平肝、清热解毒、降低血压之功效，对高血压、肾病有良好的辅助治疗作用。西红柿中富含番茄红素，番茄红素具有独特的抗氧化能力，能清除自由基，保护细胞。番茄红素还能抵抗衰老，使皮肤保持白皙；提高免疫力，减少疾病的发生，减少色斑沉着。

● 选购与保存

❶ 西红柿以个大、果圆、饱满、色红成熟、硬度适宜、富有弹性的为佳。
❷ 买回的西红柿常温下置通风处能保存 3 天左右，放入冰箱冷藏可保存 5~7 天。

● 相宜搭配

西红柿+菜花	降脂降压	西红柿+芹菜	健胃消食
西红柿+蜂蜜	补血养颜	西红柿+山楂	降血压

洋葱西红柿通心粉

🍅 材料

通心粉85克，西红柿100克，洋葱35克，盐3克，鸡粉2克，番茄酱适量，食用油少许

🍲 做法

1. 将洗净的洋葱切成条，再切成小块；将洗好的西红柿对半切开，再切成小块，备用。
2. 锅中注水烧开，淋入食用油，加入盐、鸡粉，倒入备好的通心粉，搅匀，盖上盖，用中火煮3分钟至其断生。
3. 倒入切好的西红柿、洋葱，搅拌匀，加入番茄酱，拌匀，煮2分钟至食材入味即可。

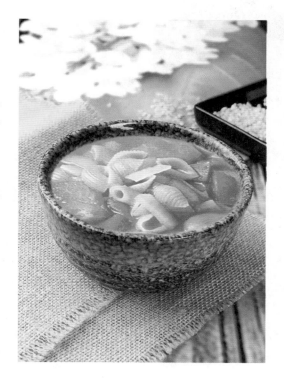

西红柿芹菜莴笋汁

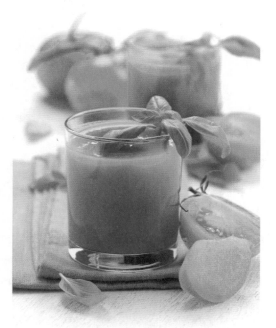

🍅 材料

西红柿30克，芹菜20克，莴笋30克

🍲 做法

1. 将西红柿洗净，放入沸水中烫一会儿，捞出后去皮，切块备用。
2. 将芹菜洗净，切成段；将莴笋去皮，切成块。
3. 将以上材料一同放入榨汁机中，加入少许凉白开榨成汁即可。

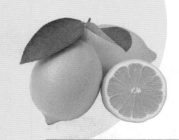

柠檬

- ## 别名

  柠果、洋柠檬、益母果。

- ## 性味归经

  性平，味酸、甘。归肝、胃经。

- ## 食用功效

营养成分

营养成分
维生素C、钙、磷、铁、
糖类、烟酸、奎宁酸、
维生素 B_1、维生素 B_2、
柠檬酸、苹果酸、橙皮苷、
柚皮苷、香豆精、
高量钾元素、低量钠元素

  柠檬的特殊香气，能解除肉类、水产的腥膻之气，并能使肉质更加细嫩，促进胃中蛋白分解酶的分泌，增强胃肠蠕动。柠檬汁中含有大量柠檬酸盐，能抑制钙盐结晶，从而阻止肾结石的形成，甚至使部分慢性肾结石患者的结石减少、变小。柠檬还可以防治心血管疾病，预防和治疗高血压和心肌梗死。鲜柠檬的维生素含量极为丰富，是美容的天然佳品，能防止和消除皮肤色素沉着，具有美白作用。此外，柠檬生食还具有良好的安胎止呕作用。

- ## 选购与保存

  ❶ 柠檬宜挑选形状正常、中等大小、果皮表面光滑、色泽均匀的。表面带有斑点、疮痂、畸形的果体，很可能受到过病虫害或是外伤，不宜选择。
  ❷ 买回来的柠檬用保鲜纸包好放入冰箱冷藏，可以保存较长时间。

- ## 相宜搭配

柠檬+鸡肉	增进食欲	柠檬+芦荟	消炎止痛
柠檬+红薯	消除疲劳	柠檬+甘蔗汁	益胃生津、止渴除烦

柠檬苹果莴笋汁

🥟 材料
柠檬70克，莴笋80克，苹果150克，蜂蜜15毫升，矿泉水适量

🍲 做法
1. 将洗净的柠檬切成片；将洗净去皮的莴笋切成条块，改切成丁；将洗好的苹果对半切开，去核，再切成小块，备用。
2. 取榨汁机，选择搅拌刀座组合，倒入苹果、柠檬、莴笋，倒入矿泉水，盖上盖，榨取蔬果汁。
3. 揭开盖，加入蜂蜜，再次盖上盖，继续搅拌片刻。
4. 断电后将榨好的蔬果汁倒出即可。

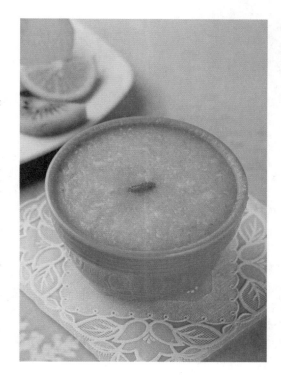

柠檬姜茶

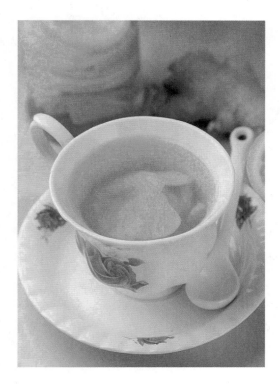

🥟 材料
柠檬70克，生姜30克，红糖少许

🍲 做法
1. 将洗净去皮的生姜切成片；将洗净的柠檬切成片。
2. 取一个大碗，放入姜片和柠檬片，撒上红糖，拌至红糖完全溶化，静置10分钟。
3. 汤锅置火上，倒入所有材料，注入适量清水，盖上盖，用中火煮3分钟，至材料析出营养成分。
4. 关火后盛出煮好的姜茶，倒入杯中即可。

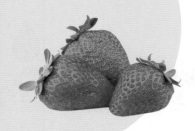

草莓

● 别名

洋莓、地果、地莓、风梨草莓。

营养成分

蛋白质、维生素 A
维生素 E、维生素 B_1、
维生素 B_2、钙、铁、锌

● 性味归经

性凉，味甘、酸。归肺、脾经。

● 食用功效

草莓富含维生素A，能够保持肌肤的滋润和丰满，降低自由基对人体的氧化程度，能使水分在皮肤里保持更长时间，可以增强皮肤的弹性、光泽度，延缓皮肤的老化，有效防止皱纹。草莓含有胡萝卜素，能促进眼睛视网膜光感色素的形成，对视力有很大的帮助。草莓还富含维生素C，维生素C可以防治牙龈出血、预防维生素C缺乏症、使皮肤细腻而有弹性、促进伤口愈合等。

● 选购与保存

❶ 草莓应选购硕大坚挺、果形完整、无畸形、外表鲜红发亮及无碰伤、冻伤和病虫害的。

❷ 买回来的草莓若一次吃不完，不要清洗，注意保持干燥，带蒂轻轻包好，勿压，放入冰箱中冷藏即可。

● 相宜搭配

草莓+牛奶	促进维生素 B_{12}的吸收
草莓+蜂蜜	利咽润肺

草莓+红糖	补虚养血
草莓+橙子	美白肌肤

草莓樱桃苹果煎饼

🍅 材料

草莓80克，樱桃60克，苹果90克，鸡蛋1个，玉米粉、面粉各60克，橄榄油5毫升

🍲 做法

1. 将草莓洗净，切成小块；将樱桃洗净，切碎；苹果洗净，对半切开，去核，切成小块。
2. 将鸡蛋打开，取蛋清装入碗中，再倒入面粉、玉米粉，加入适量清水，搅拌匀。
3. 放入切好的水果，拌匀。
4. 煎锅注入橄榄油烧热，倒入拌好的水果面糊，小火煎至两面呈焦黄色。
5. 把煎好的饼取出，用刀切成小块，装入盘中即可。

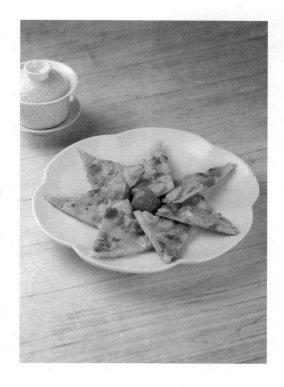

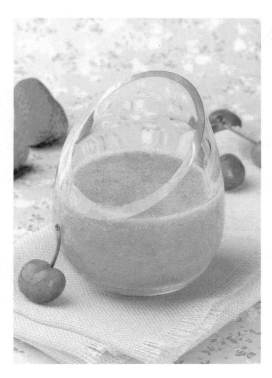

樱桃草莓汁

🍅 材料

草莓95克，樱桃100克，蜂蜜15毫升

🍲 做法

1. 将洗净的草莓对半切开，切成小瓣；将洗净的樱桃对半切开，剔去核，待用。
2. 取出榨汁机，放入草莓、樱桃，倒入适量的凉白开，盖上盖，调整旋钮开始榨汁。
3. 待果汁榨好，倒入杯中，淋上备好的蜂蜜即可。

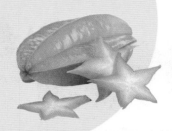

杨桃

● 别名

五敛子、阳桃、洋桃、三敛子。

● 性味归经

味甘、酸，性寒。归肺、小肠、胃经。

● 食用功效

杨桃中所富含的糖类、维生素及有机酸等，是人体活动所需的重要物质，常食之，可补充机体营养，提高抵抗力。杨桃中含有大量草酸、柠檬酸、苹果酸等，能提高胃液的酸度，促进食物的消化而达和中消食之效。杨桃中含有大量的胡萝卜素、糖类及维生素A、维生素C等，可消除咽喉炎症及口腔溃疡，防治风火牙痛。杨桃中还含有特别多的果酸，能去除或淡化黑斑。

● 选购与保存

❶ 杨桃宜挑选体型饱满、无伤无病、质地较硬、较重的，两端隐约透出绿色者最好。

❷ 杨桃很容易变黄，最好用泡沫纸包住，放入冰箱冷藏，并尽可能包严。

● 相宜搭配

杨桃+苹果	消肿利咽	杨桃+雪梨	清热降火
杨桃+香蕉	润肠通便	杨桃+菠萝	清热解渴

杨桃炒牛肉

🍲 材料

牛肉130克，杨桃、彩椒、姜片、葱段各适量，盐、鸡粉、食粉、白糖、蚝油、料酒、生抽、水淀粉、食用油各适量

🍲 做法

1. 将彩椒洗净切成小块；将杨桃洗净切成片；将牛肉切成片，装碗，加生抽、食粉、盐、鸡粉、水淀粉拌匀，腌制10分钟。
2. 用油起锅，倒入姜片、葱段爆香，倒入牛肉炒匀，淋入料酒炒匀，倒入杨桃片、彩椒块，用大火炒至食材熟软，加入生抽、蚝油、盐、鸡粉、白糖炒匀，淋入水淀粉翻炒匀即可。

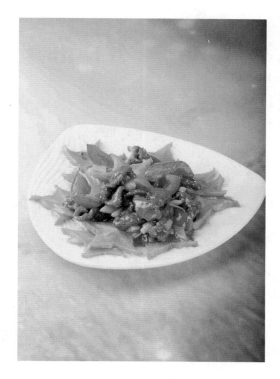

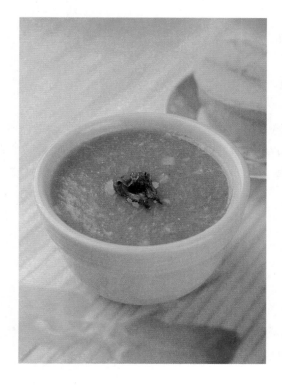

洛神杨桃汁

🍲 材料

杨桃170克，洛神花少许，冰糖20克

🍲 做法

1. 将洗净的杨桃切开，去籽，切成大块。
2. 砂锅中注水烧热，倒入洗好的洛神花，盖上盖，烧开后转小火煮15分钟至析出有效成分。
3. 揭盖，盛出洛神花汁水，滤入碗中，待用。
4. 取榨汁机，选择搅拌刀座组合，倒入杨桃、冰糖，注入煮好的洛神花汁水，榨取果汁。

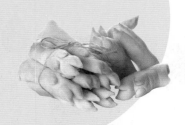

猪蹄

别名

猪脚、猪手。

性味归经

性平，味甘、咸。归胃经。

食用功效

中医学认为，猪蹄有壮腰补膝和通乳之功效，可用于治疗肾虚所致的腰膝酸软和产妇产后缺少乳汁之症，对于经常性的四肢疲乏、腿部抽筋、麻木、消化道出血、失血性休克等有一定辅助疗效。猪蹄含有丰富的胶原蛋白，脂肪含量也比肥肉低，适于大型手术后及重病恢复期间的老人食用。胶原蛋白在烹调过程中可转化成明胶，它能结合水分，从而有效改善皮肤组织细胞的储水功能，防止皮肤过早出现褶皱，延缓皮肤衰老。

选购与保存

❶ 挑选生猪蹄，一要看颜色，应尽量买接近肉色的；二要用鼻子闻一下，新鲜的猪蹄无异味；三要挑选有筋的猪蹄。

❷ 新鲜的猪蹄，可用保鲜膜包裹好，放冰箱冷藏室内，可保存两天不变质。如需保存较长时间，则需要把猪蹄刮洗干净，放汤锅内煮至入味，捞出晾干，用保鲜袋密封好，放入冰箱冷冻室内冷冻保存。

相宜搭配

| 猪蹄+鱿鱼 | 补气养血 |

| 猪蹄+花生 | 补血、催乳 |

| 猪蹄+茭白 | 强壮身体 |

干豇豆蒸猪蹄

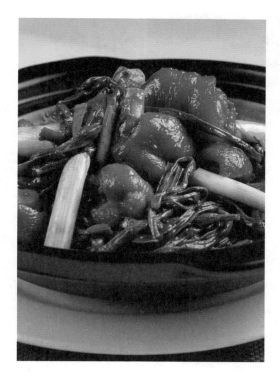

🍲 材料

水发干豇豆100克，猪蹄500克，干辣椒、姜片、香料、葱花各适量，盐、鸡粉、蚝油、冰糖、食用油各适量

🍚 做法

1. 将猪蹄剁成块，放入冷水锅中，烧沸，撇去浮末，捞出，用温水洗净。

2. 热锅注油，倒入冰糖，炒好糖色，注水烧开，倒入干辣椒、姜片、香料，放入猪蹄，用小火焖40分钟，加入盐、鸡粉、蚝油拌匀，继续焖5分钟，盛出。

3. 将干豇豆和猪蹄搅匀，撒上葱花，放入烧开的蒸锅中，中火蒸10分钟即可。

红烧猪蹄

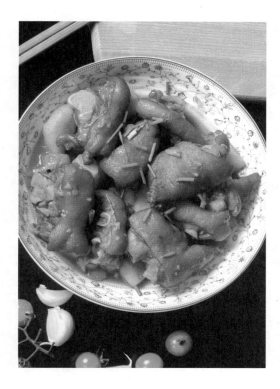

🍲 材料

猪蹄块500克，去皮土豆块200克，姜末、葱花、香料、蒜末各少许，冰糖、盐、鸡粉、五香粉、生抽、老抽、料酒、食用油各适量

🍚 做法

1. 将猪蹄块氽水，控干水分备用。

2. 热锅注油，放入冰糖，炒好糖色，倒入猪蹄、蒜末、姜末、香料，炒香，加料酒、生抽、老抽、五香粉，炒匀，加入适量清水，小火炖1个小时。

3. 加入土豆块，继续炖半小时，加盐、鸡粉调味，撒上葱花即可。

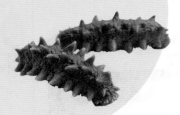

海参

- ● **别名**

  土肉、刺参、海鼠、海瓜皮、海瓜、刺粪、沙粪。

- ● **性味归经**

  性温，味甘、咸。归心、肺、肾经。

营养成分
蛋白质、维生素 A、
维生素 B$_1$、维生素 B$_2$、
维生素 D、铁、锌、
亚油酸、亚麻酸

- ● **食用功效**

  海参含有丰富的蛋白质，是提高人体免疫力所必需的物质，对感冒等传染性疾病有很好的预防作用。海参中具有构成男性精子的主要成分，且具有调节性激素的功能，对治疗肾虚有特殊功效。海参中富含合成人体胶原蛋白的主要原料，含有"长寿因子""抗老因子"，具有延年益寿、消除疲劳、延缓皮肤衰老等功效。

- ● **选购与保存**

  ❶ 挑选干海参的三个小技巧：一是看颜色，好的干海参呈现的是棕白色；二是看外形，主要是看海参的足，足越少的说明海参的生长时间越长，质量相对会更好；三是看切口，好的干海参的切口不规则，颜色偏白。

  ❷ 海参看好后，一次吃不完可放入冰箱冷冻保存。

- ● **相宜搭配**

海参+羊肉	补肾壮阳	海参+木耳	壮筋骨、补血
海参+冰糖	补肾养血	海参+虾	缓解燥热、养血补血

干烧海参皮

🍲 材料

海参皮100克，青椒20克，红椒20克，
花椒5克，葱段适量，老抽3毫升，糖2
克，盐3克，水淀粉少许，食用油适量

🍜 做法

1. 将海参皮提前用热水泡24小时，并清
   洗干净。
2. 将青椒洗净，切成段；将红椒洗净，
   切成长段。
3. 热锅凉油，放入葱段、花椒，炒香，
   放入青椒、红椒，稍炒一会儿，放入
   海参皮，翻炒均匀。
4. 加入老抽、糖、盐，加水，炒匀，再倒
   入少许水淀粉勾芡，大火收汁即可。

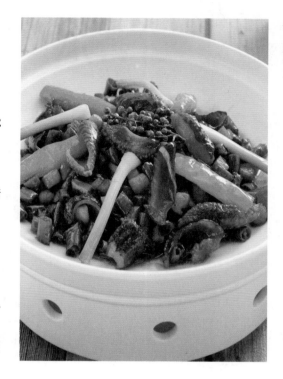

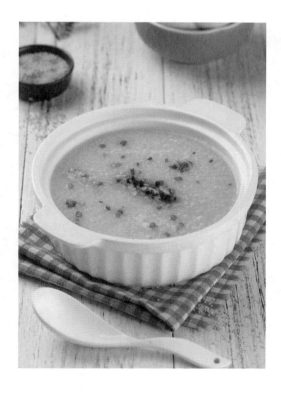

海参小米粥

🍲 材料

小米200克，海参3只，姜丝35克，葱花
少许，盐少许

🍜 做法

1. 将解冻后的海参用剪刀剪开，除去内
   脏，清洗干净。
2. 将洗净的海参倒入沸水锅中，煮软后
   捞出过凉水。
3. 砂锅注水烧开，倒入小米，放入姜丝。
4. 滚锅后倒入海参，搅拌5分钟，转小火
   熬30分钟。
5. 加入少许盐调味，关火后将煮好的粥
   盛入碗中，撒上葱花即可。

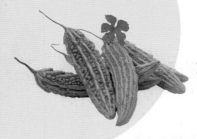

苦瓜

● 别名

凉瓜、锦荔枝。

● 性味归经

性寒，味苦。归心、肝、脾、胃经。

● 食用功效

苦瓜中所含的苦瓜苷能增进食欲，健脾开胃；所含的奎宁，有利尿活血、消炎退热、清心明目的功效；苦瓜所含的蛋白质成分及大量维生素C能提高人体的免疫功能；苦瓜能滋润皮肤，还有镇静和保湿的作用，特别是在燥热的夏天，敷上冰过的苦瓜片，能立即缓解干燥的肌肤的干燥。

● 选购与保存

❶ 苦瓜上的纵皱或瘤状突起，可用来判断苦瓜品质好坏。突起越大越饱满，表示瓜肉也越厚。

❷ 苦瓜不耐保存，即使在冰箱中冷藏也不宜超过 2 天。

● 相宜搭配

苦瓜+辣椒	排毒瘦身	苦瓜+洋葱	提高免疫力
苦瓜+玉米	清热解毒	苦瓜+鸡翅	补脾健胃

苦瓜炒鸡蛋

🍲 材料

苦瓜350克，鸡蛋2个，蒜末适量，盐、鸡粉各2克，生抽5毫升，食用油适量

🍲 做法

1. 将苦瓜洗净，切成片；将鸡蛋打入碗内，加入一部分盐打散。
2. 用油起锅，倒入蛋液，炒熟盛出。
3. 锅底留油，倒入蒜末爆香，倒入苦瓜片炒至熟软。
4. 倒入鸡蛋炒散，加入剩余的盐、鸡粉、生抽炒匀即可。

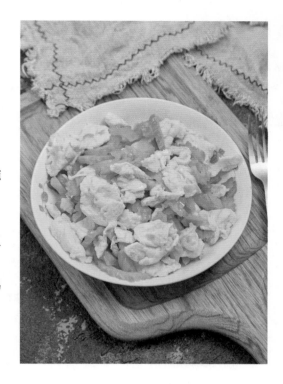

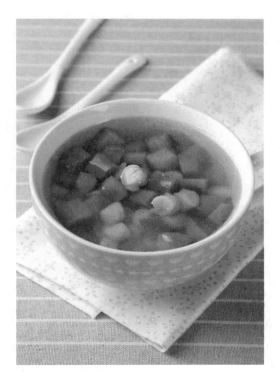

干贝苦瓜汤

🍲 材料

苦瓜80克，干贝30克，盐2克，芝麻油、黑胡椒各适量

🍲 做法

1. 将洗净的苦瓜对半切开，去子，切成条，再切成丁。
2. 取一个碗，放入苦瓜、干贝，注入适量清水，放入盐，搅拌匀，用保鲜膜盖住碗口。
3. 电蒸锅注水烧开，放入碗，盖上盖，旋转旋钮定时蒸15分钟。
4. 待时间到，取出蒸好的食材，放入芝麻油、黑胡椒，搅拌调味即可。

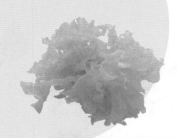

银耳

• 别名

白木耳、雪耳。

营养成分
蛋白质、脂肪、
膳食纤维、钙、磷、铁、
维生素 B_1，维生素 B_2、
多种氨基酸

• 性味归经

性平，味甘、淡。归肺、胃、肾经。

• 食用功效

银耳有"平民燕窝"之称，是养生养颜的佳品，也是一味滋补良药，特点是滋润而不腻滞，具有补脾开胃、益气清肠、安眠健胃、补脑、养阴清热、润燥之功效。银耳中含有丰富的天然植物性胶质，常食能使人的新陈代谢加快，血液循环加快，各个组织器官的功能得到改善，皮肤的弹性增强，皱纹变浅甚至消失，可以为肌肤补充丰富的胶原蛋白，使肌肤变得白皙、水嫩、有弹性，还能够帮助女性去除其脸上的色斑，如黄褐斑等。银耳中还含有非常丰富的维生素D，能防止钙的流失，对生长发育十分有益。

• 选购与保存

❶ 银耳宜选择色泽黄白，鲜洁发亮，瓣大形似梅花，气味清香，韧性、胀性好的。

❷ 银耳易受潮变质，可先装入瓶中密封，再放于阴凉干燥处保存。

• 相宜搭配

银耳+莲子	滋阴润肺	银耳+冰糖	滋补润肺
银耳+枸杞子	美容养颜	银耳+菊花	润燥除烦

紫薯银耳汤

🍲 材料

紫薯200克，水发银耳100克，大枣20克，枸杞子少许，冰糖适量

🍜 做法

1. 将紫薯去皮，切成小方块；将银耳切去黄色根部，切成块。
2. 砂锅注水，放入紫薯、银耳、大枣、枸杞子，盖上盖，大火煮开后转小火煮30分钟至食材熟软。
3. 揭盖，放入冰糖，拌煮至冰糖完全溶化即可。

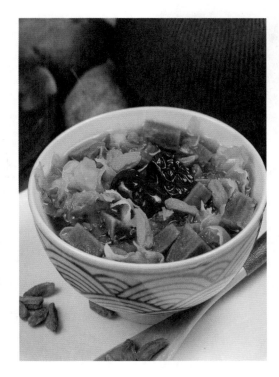

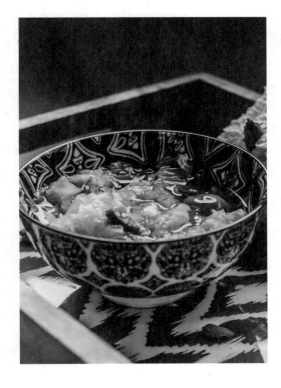

银耳枸杞子羹

🍲 材料

水发银耳100克，桂圆肉20克，枸杞子20克，冰糖适量

🍜 做法

1. 将水发银耳切去黄色根部，切成块。
2. 砂锅注水，放入银耳、桂圆肉、枸杞子，盖上盖，大火煮开后转小火煮30分钟至食材熟软。
3. 揭盖，放入冰糖，拌煮至冰糖完全溶化即可。

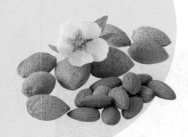

杏仁

营养成分

蛋白质、脂肪、
胡萝卜素、维生素 B_2、
维生素 C、维生素 E、
钙、磷、铁

● 别名

杏核仁、杏子、木落子、苦杏仁、杏梅仁、甜梅。

● 性味归经

性微温，味苦。归肺、大肠经。

● 食用功效

杏仁是一种药食两用的食物，含有丰富的营养物质，尤其富含植物蛋白和脂肪，可以促进新陈代谢，提高免疫力。杏仁还具有美容养颜的作用，可以淡化色斑，抑制色素的产生，还可以滋养肌肤，增强皮肤的弹性，减少皱纹的产生。杏仁中还含有丰富的脂肪油成分，可以软化角质，使皮肤变得更加细腻、光滑。杏仁还可以提高人体的肺功能，所以杏仁对一些肺部疾病引起的咳嗽、气喘等症状具有不错的防治效果。杏仁还能促消化，可以增强肠胃的消化能力，帮助食物消化吸收，起到很好的润肠通便的作用。

● 选购与保存

❶ 挑选杏仁时以核仁形状长而瘦、表面呈深黄色、核壳相对较薄、形状规整、大小一致、色泽均匀的为佳。

❷ 带壳杏仁因为有外壳的保护，能有效减缓氧化速度；无壳杏仁一定要放入密封罐中保存，以减缓氧化速度，保持新鲜。

● 相宜搭配

杏仁+豆瓣菜	止咳化痰	杏仁+白果	健脾固肾、收涩止带
杏仁+牛奶	美容润肤	杏仁+莲藕	止咳润燥

杏仁猪肺粥

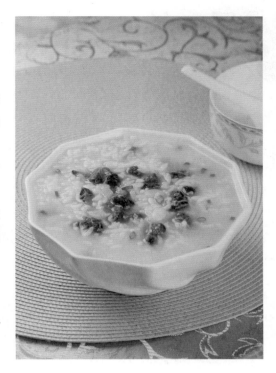

🥟 材料

猪肺150克，杏仁10克，水发大米100克，姜片、葱花各少许，盐3克，鸡粉2克，芝麻油、料酒、胡椒粉各适量

🍲 做法

1. 将洗净的猪肺切成小块，放入清水中，加入一部分盐，抓洗干净，再放入沸水锅中，加料酒，余去血水和脏污，捞出沥水。
2. 砂锅注水烧开，放入杏仁、大米搅匀，加盖，烧开后用小火煮30分钟。
3. 揭盖，放入猪肺、姜片，拌匀，续煮20分钟，加鸡粉、剩余的盐、胡椒粉拌匀。
4. 淋入芝麻油，搅匀，撒上葱花即可。

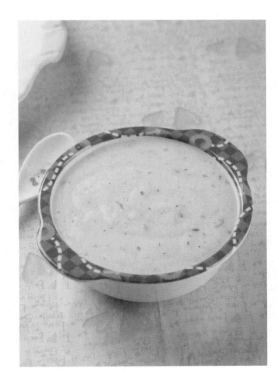

山药杏仁糊

🥟 材料

山药180克，小米饭170克，杏仁30克，白醋少许

🍲 做法

1. 将去皮洗净的山药切成丁。
2. 锅中注水烧开，倒入山药，加入少许白醋，拌匀，煮2分钟至熟透，捞出待用。
3. 取榨汁机，选搅拌刀座组合，放入山药、小米饭、杏仁，倒入适量清水，榨成糊。
4. 把山药杏仁糊倒入汤锅中，煮沸，用勺子搅匀，再用小火煮1分钟即可。

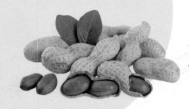

花生

别名

落生、落花生、长生果、泥豆、番豆、地豆。

性味归经

性平，味甘。归脾、肺经。

食用功效

花生含丰富的维生素及矿物质，可以促进人体的生长发育；花生蛋白中含多种人体所需的氨基酸，其中赖氨酸可提高儿童智力，谷氨酸和天门冬氨酸可促使细胞发育和增强大脑的记忆能力；花生中所含有的儿茶素对人体具有很强的抗老化的作用，赖氨酸也是防止过早衰老的重要成分，常食花生，有益于延缓人体衰老，故花生又有"长生果"之称；花生中含有丰富的脂肪油，可以起到润肺止咳的作用，常用于久咳气喘、咯痰带血等病症。

选购与保存

❶ 花生以果荚呈土黄色或白色、色泽分布均匀一致的为佳。花生果仁以颗粒饱满、形态完整、大小均匀、肥厚而又光泽、无杂质的为佳。
❷ 花生应晒干后存放在低温、干燥的地方。

相宜搭配

花生+大枣	健脾止血	花生+醋	增食欲、降血压
花生+猪蹄	补血催乳	花生+芹菜	预防心血管疾病

椰奶花生汤

🍲 材料

花生仁100克，去皮芋头150克，牛奶200毫升，椰奶150毫升，白糖30克

😋 做法

1. 将洗净的芋头切成厚片后切成粗条，改切成块。
2. 锅中注水烧开，倒入花生仁、芋头块，拌匀，盖上盖，用大火煮开后转小火续煮40分钟至食材熟软。
3. 揭盖，倒入牛奶、椰奶，拌匀，用大火煮开。
4. 加入白糖，搅拌至白糖完全溶化即可。

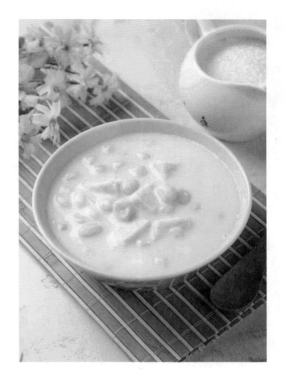

核桃花生双豆汤

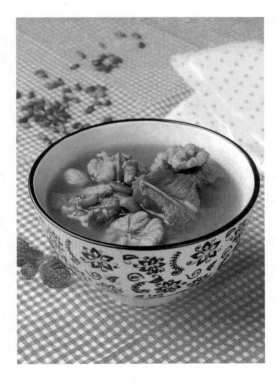

🍲 材料

排骨块155克，核桃仁70克，水发红豆45克，花生仁55克，水发眉豆70克，盐2克

😋 做法

1. 锅中注水烧开，放入洗净的排骨块，汆片刻，捞出沥水，待用。
2. 砂锅中注水烧开，倒入排骨块、眉豆、核桃仁、花生仁、红豆，拌匀，加盖，大火煮开后转小火煮3小时至熟。
3. 揭盖，加入盐，拌匀即可。

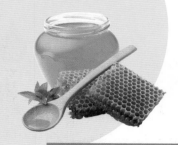

蜂蜜

• 别名

石蜜、石饴、食蜜、蜜、白蜜、白沙蜜、蜜糖、沙蜜、蜂糖。

• 性味归经

性平,味甘。归脾、肺、大肠经。

• 食用功效

蜂蜜营养成分丰富,其中葡萄糖和果糖能为神经元补充能量并能缓解神经紧张;维生素 B_1 能强化神经系统功能;镁对中枢神经具有镇静作用并能消除紧张情绪和减轻压力,有利于镇静安神,有效改善睡眠。

蜂蜜还有很好的杀菌和解毒效果,它能让体内残留的废物排出体外,使新陈代谢功能得到改善,能有效改善便秘,起到排毒瘦身、美容养颜的作用。

• 选购与保存

❶ 用肉眼观看蜂蜜的颜色和光泽,以色浅、光亮透明、黏稠适度的为优质蜜;色呈暗褐或黑红、光泽暗淡、蜜液混浊的为劣质品。
❷ 蜂蜜宜放在低温避光处保存,最好放入冰箱内低温保存,不宜阳光直射。

• 相宜搭配

蜂蜜+牛奶	清凉消火

蜂蜜+山药	补中益气

蜂蜜+梨	清热化痰

桂花蜂蜜蒸白萝卜

🍅 材料

白萝卜260克，蜂蜜30毫升，桂花5克

😋 做法

1. 将白萝卜洗净，去皮，切成厚片，在白萝卜片中间挖一个洞。
2. 取一盘，放好挖好的白萝卜片，填入蜂蜜、桂花，待用。
3. 取电蒸锅，注入适量清水烧开，放入白萝卜，盖上盖，蒸15分钟。
4. 揭盖，取出蒸好的白萝卜即可。

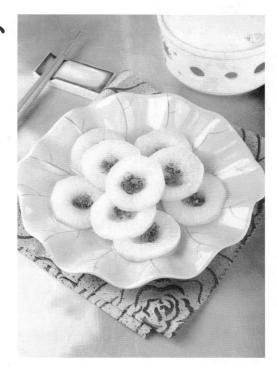

胡萝卜蜂蜜雪梨汁

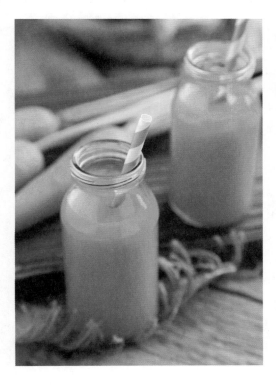

🍅 材料

胡萝卜30克，梨20克，蜂蜜适量

😋 做法

1. 将胡萝卜洗净，去皮，切成段；梨洗净，去皮去核，切成片。
2. 取榨汁机，放入胡萝卜段、梨片，加入适量凉开水，榨取蔬果汁。
3. 将榨好的蔬果汁倒入杯中，淋入适量蜂蜜，搅拌均匀即可食用。

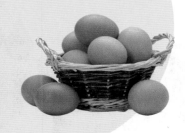

鸡蛋

- **别名**

  鸡卵、鸡子。

营养成分
蛋白质、维生素 A、
维生素 B_2、维生素 B_6、
维生素 E、铁、锌

- **性味归经**

  性平，味甘。归脾、胃经。

- **食用功效**

  鸡蛋是一种营养非常丰富、价格相对低廉的食品。它含有丰富的蛋白质，且为优质蛋白，对肝脏组织损伤有修复作用；富含DHA和卵磷脂，对神经系统和身体发育有利，能健脑益智，改善记忆力，并促进肝细胞再生；含有较多的维生素B_2和维生素B_6，可以防治妇科病，改善女性体质。鸡蛋还含有丰富的维生素A，能保持皮肤、骨骼、牙齿、毛发健康生长，促进视力和生殖功能的良好发育。

- **选购与保存**

  ❶ 购买鸡蛋时，用手轻轻摇一摇，有响声的可能是已经变质的。

  ❷ 鸡蛋最好放入冰箱保存，把鸡蛋的大头朝上、小头朝下放，这样可以延长保存时间。

- **相宜搭配**

鸡蛋+丝瓜	清热解毒	鸡蛋+牛肉	增强体力
鸡蛋+百合	滋阴润燥	鸡蛋+豆腐	强化骨骼

核桃蒸蛋羹

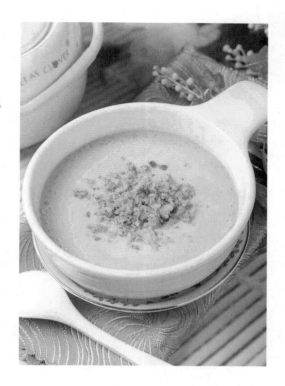

🥟 **材料**

鸡蛋2个，核桃仁3个，红糖15克，黄酒5
毫升

🍲 **做法**

1. 备一玻璃碗，倒入温水，放入红糖，
   搅拌至溶化。
2. 另取一空碗，打入鸡蛋，打散，加入黄
   酒，拌匀，再倒入红糖水，拌匀，待用。
3. 蒸锅注水烧开，放入蛋液碗，盖上
   盖，用中火蒸8分钟，同时将核桃仁
   打碎。
4. 揭盖，取出蒸好的蛋羹，撒上核桃碎
   即可。

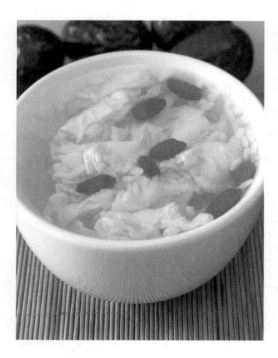

鸡蛋醪糟

🥟 **材料**

醪糟1碗，鸡蛋1个，枸杞子10克，白糖
适量

🍲 **做法**

1. 将鸡蛋打入碗中，打散。
2. 汤锅注水烧开，倒入醪糟，加入白糖
   煮沸。
3. 将鸡蛋液倒入煮开的醪糟汤中，边倒
   边用勺子搅拌，使鸡蛋液成蛋花样。
4. 放入枸杞子，搅拌匀即可。

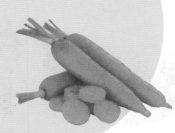

胡萝卜

● **别名**

黄萝卜、番萝卜、丁香萝卜、小人参。

● **性味归经**

性平，味甘、辛。归肺、脾、肝经。

营养成分
蛋白质、脂肪、
胡萝卜素、维生素 C、
维生素 B_1、维生素 B_2

● **食用功效**

胡萝卜中含有丰富的胡萝卜素，其可以清除人体内的自由基，防治心血管疾病；胡萝卜素能转化为维生素A，有助于提高免疫力；胡萝卜素可以清除人体皮肤的自由基，延缓人体的衰老，同时还可以保持上皮组织的健康，多吃胡萝卜可以让整个人看起来更年轻；胡萝卜素还有补肝明目的作用，可以起到缓解眼疲劳、维持视力的作用，对防治眼干燥症、夜盲症具有很好的效果。胡萝卜中的木质素能够提高人体的免疫力。

● **选购与保存**

❶ 胡萝卜以根粗大、心细小、质地脆嫩、外形完整、表面光泽、沉重的为佳。
❷ 买回的胡萝卜可以放在阴凉干燥处或放入冰箱冷藏。

● **相宜搭配**

胡萝卜+香菜	开胃消食	胡萝卜+菠菜	预防中风
胡萝卜+豆芽	排毒瘦身	胡萝卜+莴笋	强心健脾

胡萝卜炒荸荠

🍲 材料

去皮胡萝卜80克，去皮荸荠150克，葱段、蒜末、姜片各适量，蚝油5毫升，盐、鸡精各3克，水淀粉、食用油各适量

🍲 做法

1. 将洗净的荸荠切成小块；将去皮洗好的胡萝卜切成小块，雕成花。
2. 锅中加1000毫升清水烧开，加入一部分盐，倒入胡萝卜、荸荠，煮至断生，捞出待用。
3. 用油起锅，倒入姜片、蒜末、葱段爆香，倒入胡萝卜、荸荠，拌炒匀。
4. 加入蚝油、剩余的盐、鸡精，拌炒1分钟至入味，加入少许水淀粉勾芡即可。

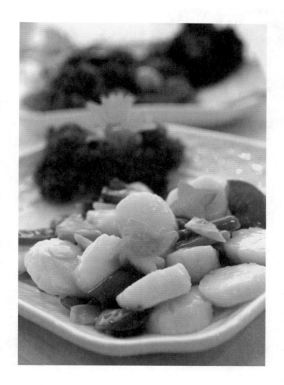

小米胡萝卜泥

🍲 材料

小米50克，胡萝卜90克

🍲 做法

1. 将洗净的胡萝卜去皮，切成粒，上蒸锅蒸熟，待用。
2. 汤锅中注入适量清水，倒入洗好的小米，拌匀，盖上盖，用小火煮30分钟至小米熟烂。
3. 揭盖，把小米倒入滤网中，滤出米汤，装入碗中，待用。
4. 取榨汁机，选搅拌刀座组合，杯中倒入蒸熟的胡萝卜，再倒入米汤，盖上盖子，榨成浓汁即可。

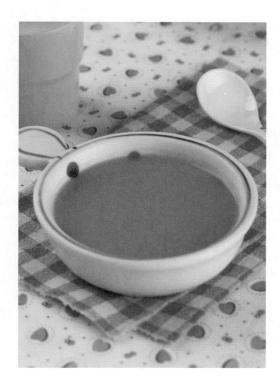

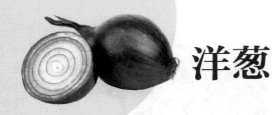

洋葱

• 别名

球葱、圆葱、玉葱、葱头、荷兰葱。

• 性味归经

性温，味辛。归肺、胃经。

营养成分

| 蛋白质、胡萝卜素、 |
| 维生素 A、维生素 E、 |
| 维生素 C、膳食纤维、 |
| 芥子酸 |

• 食用功效

洋葱营养丰富，气味辛辣，且不含脂肪，能刺激胃肠及消化腺分泌，增进食欲，可用于治疗食欲不振、食积内停等症。洋葱是极少数含有前列腺素的蔬菜，前列腺素能扩张血管、降低血黏度，有降血压、减少外周血管血流量和增加冠状动脉的血流量、预防血栓形成的作用。洋葱所含的微量元素硒是一种很强的抗氧化剂，能消除体内的自由基，增强细胞的活力和代谢能力，具有抗衰老的功效。洋葱还含有强有力的抗菌成分——硫化合物，能够抑制多种细菌，其中包括造成蛀牙的变形链球菌，经常食用能够预防蛀牙。

• 选购与保存

❶ 洋葱要挑选球体完整、头部肥大、没有裂开、没有损伤、表皮完整光滑的。
❷ 将洋葱放入网袋中，悬挂在室内阴凉通风处，或者放在有透气孔的专用陶瓷罐中保存。

• 相宜搭配

| 洋葱+大蒜 | 增强代谢 | 洋葱+鸡肉 | 延缓衰老 |
| 洋葱+猪肉 | 滋阴润燥 | 洋葱+玉米 | 降压降脂 |

小米洋葱蒸排骨

🍲 材料

水发小米200克，排骨段300克，洋葱丝35克，姜丝少许，盐3克，白糖、老抽各少许，生抽3毫升，料酒6毫升

🍚 做法

1. 把洗净的排骨段装碗中，放入洋葱丝，撒上姜丝，加入盐、白糖，淋上料酒、生抽、老抽，拌匀。
2. 倒入洗净的小米，搅拌均匀。
3. 把拌好的材料倒入蒸碗中，腌制20分钟。
4. 蒸锅上火烧开，放入蒸碗，盖上锅盖，大火蒸35分钟，至食材熟透即可。

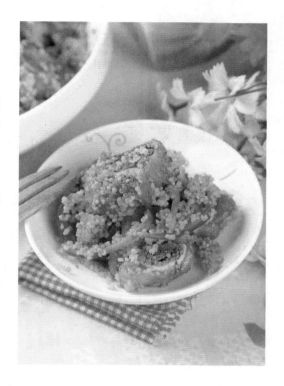

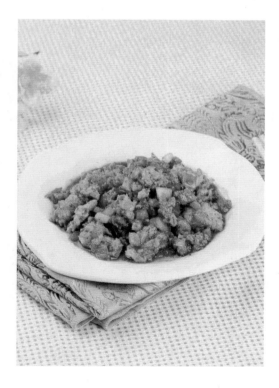

洋葱虾泥

🍲 材料

虾仁85克，洋葱35克，蛋清30克，盐、鸡粉各少许，沙茶酱、食用油各适量

🍚 做法

1. 将洋葱切成粒；将虾仁剃去虾线，剁成泥。
2. 将虾泥装入碗中，放入盐、鸡粉搅匀，加入蛋清，搅拌至起浆，再加入洋葱粒，拌匀，制成虾胶。
3. 取一碗，抹上少许食用油，放入虾胶，放入烧开的蒸锅中，盖上盖，用大火蒸5分钟至熟。
4. 揭盖，取出蒸好的虾胶，加入沙茶酱，拌匀，盛入盘中即可。

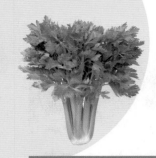

芹菜

● 别名

胡芹、香芹。

● 性味归经

性凉，味甘、辛、微苦。归肺、胃、肝经。

● 食用功效

芹菜中钾含量丰富，具有很强的利尿作用，所以芹菜被称为"天然利尿剂"，还具有降压、降脂和降低胆固醇的功效。芹菜是高纤维食物，它经肠内消化时会产生一种抗氧化剂，可抑制肠内细菌增值。咀嚼芹菜还可清洁口腔，并杀灭口腔细菌，对牙齿可谓一次大扫除，可以起到防龋固齿的作用。

● 选购与保存

❶ 芹菜要选色泽鲜绿、叶柄厚、茎部稍呈圆形、内侧微向内凹、梗短而粗壮、菜叶翠绿的。

❷ 用保鲜膜将芹菜茎叶包严，根部朝下，竖直放入清水盆中，可保存一周。

● 相宜搭配

营养成分
蛋白质、叶酸、
膳食纤维、维生素 A、
维生素 C、维生素 E、
钙、铁、磷、钾

芹菜+牛肉　提高免疫力

芹菜+羊肉　强身健体

芹菜+莲藕　调理经血

芹菜+虾　补益气血

芹菜猪肉水饺

🥟 材料

饺子皮适量，芹菜碎250克，猪肉末150克，葱末、姜末、盐、料酒、芝麻油、白胡椒粉、花生油、蚝油、生抽各适量

🍲 做法

1. 取一碗，倒入猪肉末、芹菜碎、姜末、葱末，加盐、蚝油、生抽、料酒、花生油、芝麻油和白胡椒粉，搅拌至起劲，制成馅料。
2. 将饺子皮放在掌心，放入适量馅，将饺子皮对折封口，将两端向中间弯拢，捏紧，包成饺子生坯。
3. 将饺子生坯放入沸水锅中煮熟即可。

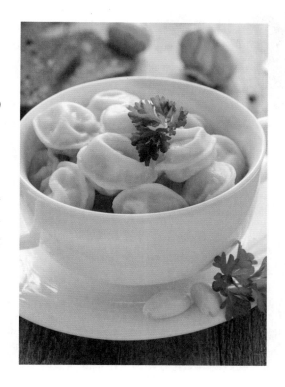

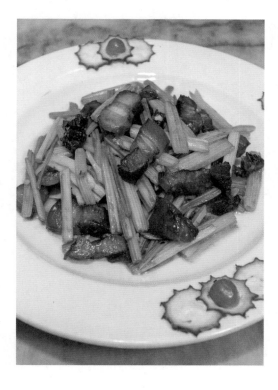

芹菜炒腊肉

🍅 材料

熟腊肉250克，芹菜200克，蒜末、姜丝各少许，鲜汤适量，盐2克，鸡粉2克，料酒5毫升，食用油适量

🍲 做法

1. 将熟腊肉切成长方形片；将芹菜去叶，择洗干净，切成段。
2. 热锅注油，放入蒜末、姜丝爆香，下入腊肉片快速煸炒，边炒边淋少许鲜汤，炒出香味后淋入料酒，翻炒匀。
3. 倒入芹菜，快速翻炒至芹菜转绿，加入盐和鸡粉调味即可。

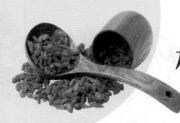

枸杞子

● 别名

甜菜子、红耳坠、地骨子。

营养成分

胡萝卜素、维生素 A、
维生素 B_1、蛋白质、
维生素 B_2、维生素 C、
铁、钙、磷、镁、锌

● 性味归经

性平，味甘。归肝、肾经。

● 食用功效

枸杞子含有丰富的胡萝卜素、维生素A、维生素B_1、维生素B_2、维生素C以及钙、铁等养护眼睛的必需营养。中医常用枸杞子治疗肝血不足、肾阴亏虚引起的视物昏花和夜盲。枸杞子中含有丰富的维生素E、硒及黄酮类等抗氧化物质，具有很好的抗氧化效果，可以消除人体内多余的自由基，从而有助于延缓衰老。枸杞子还能提高人体免疫力，具有补气强精、滋补肝肾、抗衰老、止消渴、暖身体的功效。

● 选购与保存

❶ 枸杞子以粒大、肉厚、种子少、色红、质柔软者为佳。
❷ 枸杞子应置阴凉干燥处保存，注意防闷热、防潮、防蛀。

● 相宜搭配

枸杞子+竹笋	清肝降火	枸杞子+莲子	养心安神
枸杞子+大枣	养血益气	枸杞子+葡萄	补血

枸杞子海参汤

🍲 材料

海参300克，香菇15克，枸杞子10克，姜片、葱花各少许，盐2克，鸡粉2克，料酒5毫升

🥄 做法

1. 砂锅中注入适量的清水用大火烧热，放入海参、香菇、枸杞子、姜片，淋入料酒，搅拌匀，盖上盖，煮开后转小火煮1小时至熟透。
2. 揭盖，加入盐、鸡粉，搅拌匀，煮开，使食材入味。
3. 关火，将煮好的汤盛出装入碗中，撒上葱花。

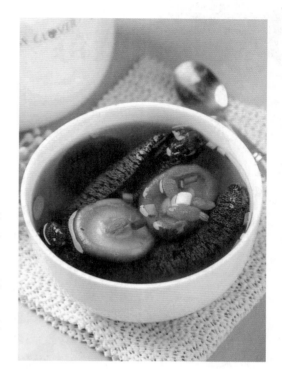

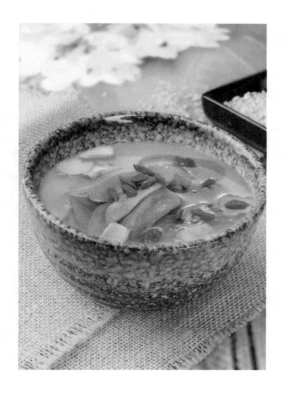

枸杞子百合炖丝瓜

🍲 材料

丝瓜200克，鲜百合50克，枸杞子10克，盐、鸡粉各3克，食用油适量

🥄 做法

1. 将丝瓜去皮，切成条，改切成片；将百合掰成瓣。
2. 砂锅中注入适量清水，下入丝瓜、百合、枸杞子，滴入食用油，盖上盖，用小火煲30分钟。
3. 揭开盖，加入盐、鸡粉，拌匀调味即可。

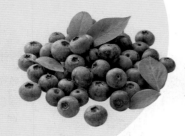

蓝莓

- ● **别名**

  笃柿、嘟嗜、都柿、甸果、笃斯。

- ● **性味归经**

  性凉，味甘、甜。归肝、胃、脾、心经。

- ● **食用功效**

  蓝莓含有的花青素是极强效的自由基清除剂，能提高身体免疫力，消除体内各种炎症，减缓肌肤等身体器官的老化速度。蓝莓所含的花青素和维生素C具有很好的协同作用，能满足眼睛对营养的需求，从而缓解眼睛疲劳、提高视力。蓝莓的果胶含量很丰富，能有效降低胆固醇水平，防止动脉粥样硬化，促进心脑血管健康。

- ● **选购与保存**

  ❶ 成熟的蓝莓呈深紫色和蓝黑色，果实紧致、饱满，表皮细滑，一般不带树叶和梗。

  ❷ 新鲜蓝莓应放入冰箱冷藏，食用前再清洗。购买的新鲜蓝莓最好在7日内食用完。

- ● **相宜搭配**

| 蓝莓+雪梨 | 清心润肺 | 蓝莓+苹果 | 美容减肥 |
| 蓝莓+山药 | 滋阴补阳 | 蓝莓+草莓 | 美白、抗衰老 |

蓝莓牛奶粥

🥟 材料

蓝莓50克，水发大米150克，牛奶200毫升

🍲 做法

1. 砂锅中注入适量清水，倒入洗净的大米，搅拌匀。
2. 盖上盖，煮沸后转小火煮30分钟至大米熟软。
3. 揭开盖，放入洗净的蓝莓，倒入备好的牛奶，拌煮至蓝莓变软。
4. 关火，将煮好的粥盛出，装入碗中即可。

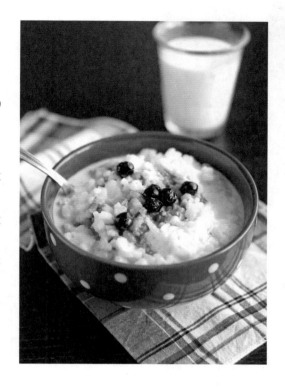

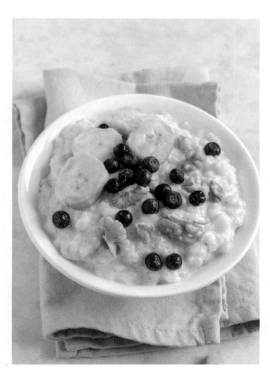

蓝莓香蕉核桃粥

🥟 材料

水发大米100克，燕麦片100克，蓝莓30克，香蕉30克，核桃仁30克

🍲 做法

1. 将香蕉去皮后切成厚片；蓝莓洗净，沥水；将核桃仁掰成小块，待用。
2. 砂锅中注入适量清水，倒入泡发好的大米，搅拌匀，盖上盖，煮开后转小火煮30分钟至米粒熟软。
3. 揭开盖，倒入燕麦片，搅拌均匀，再次盖上盖，续煮10分钟至食材熟透。
4. 揭盖，加入香蕉、蓝莓和核桃仁拌匀即可。

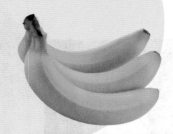

香蕉

● 别名

金蕉、弓蕉。

● 性味归经

性寒，味甘。归脾、胃、大肠经。

营养成分
氨基酸、维生素 B_1、
维生素 B_2、维生素 C、
胡萝卜素、膳食纤维、
钙、磷、铁

● 食用功效

　　香蕉是热带水果，含有丰富的膳食纤维，可帮助消化，调整肠胃功能，有效缓解便秘。香蕉中含有一种能预防胃溃疡的化学物质，它能刺激胃黏膜细胞的生长和繁殖，使胃壁得到保护，进而起到预防和治疗胃溃疡的作用。香蕉所含的氨基酸，具有安抚神经的效果，睡前吃点儿香蕉可起到镇静安神的作用。香蕉还富含维生素C，可维护牙龈健康。香蕉皮所含的水杨酸和柠檬酸可以有效减少牙齿表面的污渍。

● 选购与保存

❶ 优质香蕉的果皮呈鲜黄或青黄色，果柄完整，无缺只和脱落现象。香蕉外形弯曲，丰满肥壮，色泽新鲜、光亮，皮面光滑，无病斑、无虫疤、无霉菌、无创伤，果实易剥离，果肉稍硬。

❷ 香蕉放入冰箱冷藏后容易变黑，应该把香蕉放进塑料袋里，再放入一个苹果，尽量排出空气，扎紧袋口，再放在阴凉干燥处，可以保存7天左右。

● 相宜搭配

香蕉+燕麦	改善睡眠	香蕉+银耳	养肺
香蕉+李子	清热润肠	香蕉+桃	润喉

冻香蕉

🍅 材料

香蕉1根，酸奶40毫升，面包糠少许

🍲 做法

1. 将香蕉去皮，切成约1厘米厚的片。
2. 用竹签把香蕉片穿成串，放入盘中，淋上酸奶，两面撒上面包糠。
3. 换一个干净的盘子，摆放上香蕉串，放入冰箱冷冻2小时即可。

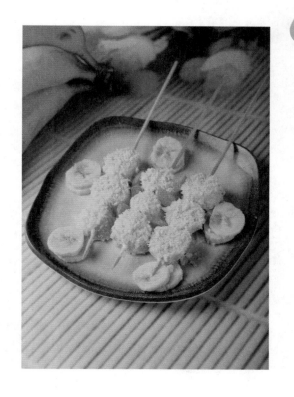

乳酪香蕉羹

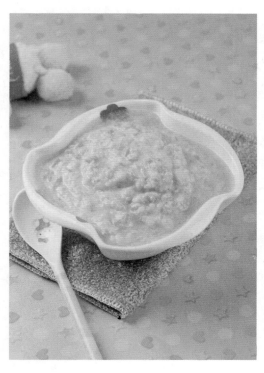

🍅 材料

乳酪20克，熟鸡蛋1个，香蕉1根，胡萝卜45克，牛奶180毫升

🍲 做法

1. 将洗净的胡萝卜去皮，切成粒；将香蕉去皮，用刀将果肉压烂，剁成泥。
2. 将熟鸡蛋去壳，取出蛋黄，用刀压碎。
3. 汤锅中注水烧热，倒入胡萝卜粒，盖上盖，烧开后用小火煮5分钟至其熟透，捞出，剁成末。
4. 汤锅中再次注水烧热，倒入香蕉泥、胡萝卜末，拌匀煮沸，倒入鸡蛋黄、乳酪、牛奶，拌匀即可。

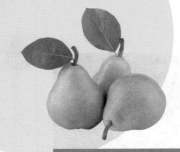

梨

营养成分

蛋白质、脂肪、
膳食纤维、维生素 A
维生素 B_1、维生素 C

• 别名

快果、蜜夫。

• 性味归经

性微寒，味甘、微酸。归肺、胃经。

• 食用功效

梨多汁，含有丰富的葡萄糖、果酸、多种微量元素、膳食纤维及维生素等营养成分，具有生津止渴、止咳化痰、清热降火、养血生肌、润肺去燥等功能。梨还能降低血压、清热镇静，高血压患者如果出现头晕目眩、心悸耳鸣等情况，经常吃梨可减轻症状。吃梨的时候会咀嚼到一些颗粒性物质，它能有效清除牙缝里的菌斑。

• 选购与保存

❶ 梨以果形端正规则、果皮细薄、无虫害、无压伤、坚实的为佳。

❷ 置于室内阴凉角落处即可，如需冷藏，装在纸袋中放入冰箱可保存 2~3 天。

• 相宜搭配

梨 + 蜂蜜	缓解咳嗽
梨 + 姜汁	止咳去痰

梨 + 冰糖	清热化痰、润肺止咳
梨 + 牛肉	营养丰富

冰糖梨子炖银耳

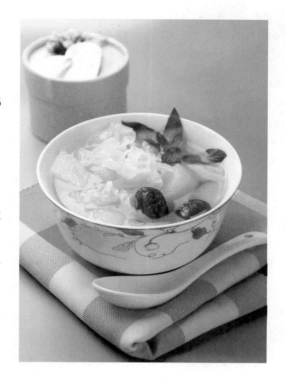

🥄 材料
水发银耳150克，去皮雪梨半个，大枣5颗，冰糖8克

😋 做法
1. 将泡好的银耳切去根部，切成小块；将去皮的雪梨切成小块。
2. 取出电饭锅，放入银耳、雪梨、大枣和冰糖，加入适量清水至没过食材。
3. 盖上盖，调至"甜品汤"功能，煮2小时至食材熟软入味。
4. 揭盖，搅拌均匀后盛入碗中即可。

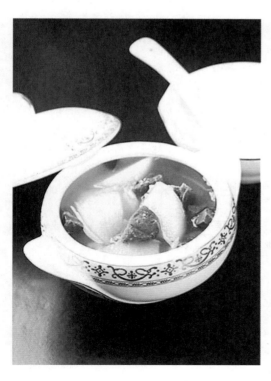

川贝梨煮猪肺汤

🥄 材料
雪梨100克，猪肺120克，川贝粉20克，姜片少许，冰糖30克，高汤适量

😋 做法
1. 锅中注入清水，放入洗净的猪肺，拌匀，汆去血水，捞出过冷水，洗净待用。
2. 砂锅中注入适量高汤烧开，放入洗净、去皮切好的雪梨，倒入汆好的猪肺，加入川贝粉、姜片，拌匀，盖上盖，烧开后转中火煮1小时至熟。
3. 揭盖，加冰糖，拌煮至冰糖完全溶化即可。

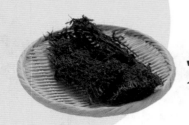

紫菜

• 别名

紫英、索菜。

营养成分
蛋白质、维生素 A、
维生素 B_1、维生素 B_2、
维生素 C、铁、钾、
磷、钙

• 性味归经

性寒，味甘、咸。归肺经。

• 食用功效

中医认为紫菜性寒，味甘、咸，入肺经，具有化痰软坚、清热利水、补肾养心的功效，可用于治疗、水肿、瘿瘤、淋病、脚气、高血压等。紫菜富含钙、铁等营养成分，能增强记忆力，治疗妇幼贫血，促进骨骼、牙齿的生长和保健；还含有一定量的甘露醇，可作为治疗水肿的辅助食品。紫菜中含有赖氨酸，这种物质是促进头发生长的一种重要的成分，经常食用紫菜可以帮助头发生长，有助于头发黑色素的合成，使头发强韧乌黑。

• 选购与保存

❶ 紫菜以色泽紫红、无泥沙等杂质、干燥者为佳；反之，品质就差。

❷ 紫菜是海产食品，容易返潮变质，应将其装入黑色食品袋置于低温干燥处保存，或放入冰箱中保存，可保持其味道和营养。

• 相宜搭配

紫菜+排骨	滋阴润燥

紫菜+白萝卜	清肺热、治咳嗽

紫菜+鸡蛋	补肾养血

紫菜+火腿	滋阴润燥

西红柿紫菜蛋花汤

🥟 材料

西红柿100克，鸡蛋1个，水发紫菜50克，葱花少许，盐、鸡粉各2克，胡椒粉、食用油各适量

🍲 做法

1. 将洗好的西红柿切成小块；将鸡蛋打散。
2. 用油起锅，倒入西红柿，翻炒片刻，加入适量清水，煮至沸腾，盖上盖，用中火煮1分钟。
3. 揭开盖，放入洗净的紫菜，搅拌均匀，加入鸡粉、盐、胡椒粉，搅匀调味。
4. 倒入蛋液，搅散，继续搅动至浮起蛋花，盛出装入碗中，撒上葱花即可。

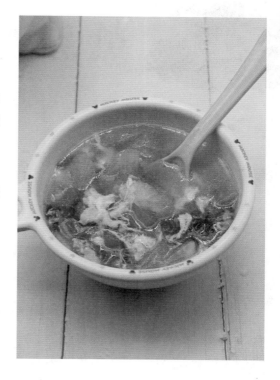

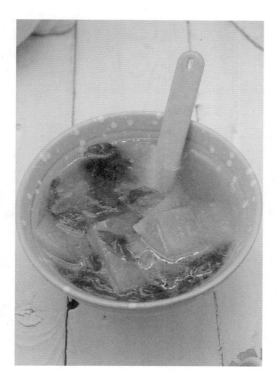

紫菜冬瓜汤

🥟 材料

水发紫菜70克，冬瓜160克，姜片少许，盐2克，鸡粉2克，料酒4毫升，食用油适量

🍲 做法

1. 将洗净去皮的冬瓜切成块，再切成片。
2. 热锅注油烧热，倒入姜片，爆香，淋入料酒，注入适量清水煮开。
3. 倒入冬瓜、紫菜，搅匀，煮沸。
4. 加入盐、鸡粉，搅拌均匀，煮至食材熟软入味即可。

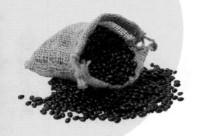

黑豆

● 别名

黑大豆、乌豆、橹豆、马料豆、料豆、枝仔豆、冬豆子、零乌豆。

营养成分

蛋白质、黄酮类化合物、多种维生素、镁、钙、铁、钾、磷

● 性味归经

性平,味甘。归脾、肾经。

● 食用功效

黑豆是典型的低糖、高蛋白、低脂肪食物,含有人体必需的8种氨基酸。黑豆还被称为"肾之谷",具有补肾益精、防止体力匮乏等功效。黑豆中含有丰富的大豆皂苷,有明显的抗氧化作用,可防止肌肤衰老;黑豆中所含的黄酮类化合物,可以被卵巢分解,经常食用可提高雌激素水平。黑豆还有利尿去水肿的作用,可以增加体内的水分,有利于通过代谢将废物毒素排出体外。

● 选购与保存

❶ 黑豆的颜色并不都是纯黑的,有的是墨黑,有的是黑中泛红。通身墨黑、大小比较均匀的一般是人为处理过的,这种黑豆的品质反而较差。

❷ 黑豆宜存放在密封罐中,置于阴凉处保存,不要让阳光直射。还需注意的是,因豆类食品容易生虫,购回后最好尽快食用。

● 相宜搭配

| 黑豆 + 红糖 | 美容乌发 | 黑豆 + 牛奶 | 有利于吸收维生素B_{12} |
| 黑豆 + 牛肉 | 营养丰富 | 黑豆 + 猪肾 | 补肾壮阳、补益气血 |

大枣黑豆粥

材料

水发黑豆100克，大枣10克，白糖适量

做法

1. 砂锅注水烧开，放入泡好的黑豆，倒入洗净的大枣，搅匀。
2. 加盖，用大火煮开，转小火煮1小时至粥熟软浓稠。
3. 揭盖，倒入白糖，搅拌至白糖完全溶化即可。

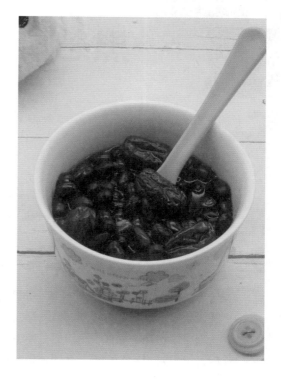

黑芝麻黑豆浆

材料

黑芝麻30克，水发黑豆45克

做法

1. 把洗好的黑芝麻、黑豆倒入豆浆机中，注入适量清水打成豆浆。
2. 把打好的豆浆倒入滤网，滤取豆浆，撇去浮沫即可。

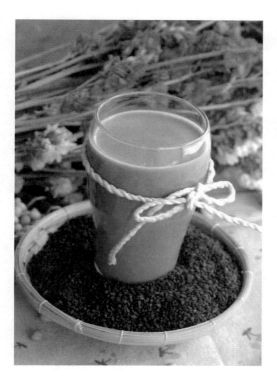

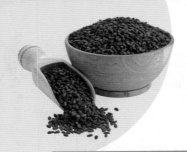

黑芝麻

别名

胡麻、巨胜、乌麻子。

性味归经

性平,味甘。归肝、肾经。

食用功效

中医认为,黑芝麻具有补肝肾、润五脏、益气力、长肌肉的作用,可用于治疗肝肾精血不足所致的眩晕、须发早白、脱发、腰膝酸软、四肢乏力、步履艰难、五脏虚损、皮糙发枯、肠燥便秘等病症,尤其在乌发养颜方面的功效更是有口皆碑。黑芝麻含有的多种人体必需氨基酸,在维生素E和维生素B_1的参与下,能加速人体的新陈代谢。黑芝麻含有的铁和维生素E是预防贫血、活化脑细胞、消除多余胆固醇的重要成分,维生素E还是良好的抗氧化剂,可以起到润肤养颜的作用;黑芝麻含有的脂肪酸大多为不饱和脂肪酸,有抗衰老的作用。

选购与保存

❶ 品质好的黑芝麻有光泽,颗粒大小均匀,很少有碎粒、爆腰(粒上有裂纹),无虫,不含杂质。劣质黑芝麻的色泽暗淡,颗粒大小不均,饱满度差,碎粒多,有虫,有结块。

❷ 黑芝麻宜存放在干燥的罐子里,密封放在通风避光处。

相宜搭配

黑芝麻+海带	美容、抗衰老	黑芝麻+核桃	改善睡眠
黑芝麻+桑葚	降血脂	黑芝麻+冰糖	润肺生津

黑芝麻鸡蛋山药粥

🍅 材料

水发大米150克，山药100克，熟鸡蛋1个，熟黑芝麻少许，盐2克

🍚 做法

1. 将洗净的山药去皮，切成小丁；将熟鸡蛋去壳，对半切开。
2. 砂锅中注入适量清水，倒入水发大米，再倒入山药丁，搅拌匀，盖上盖，大火煮沸后转小火煮40分钟至食材熟软。
3. 揭开盖，加入盐，搅拌匀，将煮好的粥盛入碗中，撒上熟黑芝麻，再摆上熟鸡蛋即可。

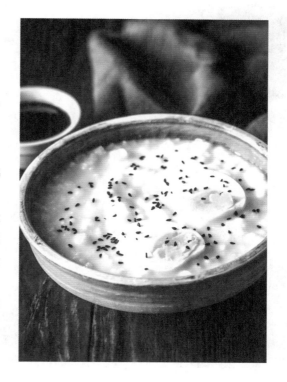

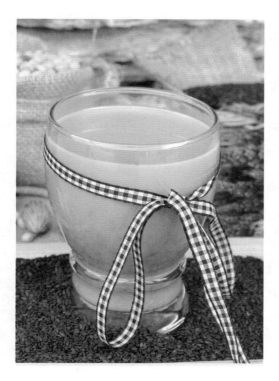

黑芝麻黑枣豆浆

🍅 材料

黑枣8克，黑芝麻10克，水发黑豆50克

🍚 做法

1. 将洗净的黑枣切开，去核，切成小块；将水发黑豆搓洗干净，沥干水分。
2. 将备好的黑枣、黑芝麻、水发黑豆倒入豆浆机中，注入适量清水至水位线，启动机器开始打浆。
3. 待豆浆机运转20分钟。
4. 倒入滤网，滤取豆浆。

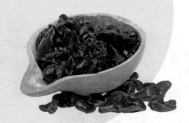

黑木耳

● 别名

黑菜、木耳、云耳。

● 性味归经

性平，味甘。归胃、大肠经。

营养成分
蛋白质、脂肪、糖类、
胡萝卜素、维生素 B_1、
维生素 K、纤维素、
钙、磷、铁、铜

● 食用功效

　　黑木耳中铁的含量极为丰富，故常吃木耳能养血驻颜，令人肌肤红润、容光焕发，并可防治缺铁性贫血；黑木耳含有维生素K，能预防血栓的发生，有防治动脉粥样硬化和冠心病的作用。中医认为，黑木耳可把残留在人体消化系统内的杂质吸附起来排出体外，从而起到清胃清肠的作用，对胆结石、肾结石等内源性异物也有比较显著的化解功能。另外，黑木耳中富含铜等微量元素，这些元素是促进头发黑色素合成的重要元素，因此常食黑芝麻可以防治头发变白。

● 选购与保存

❶ 品质好的黑木耳乌黑光润，背面呈灰白色，片大均匀，耳瓣舒展，体轻干燥，半透明，胀性好，无杂质，有清香气味。

❷ 保存干货木耳时注意干燥、通风、凉爽即可，避免阳光直射，避免重物挤压或经常翻动导致碎裂。只要保存得当，一般能放置较长时间。木耳泡发不宜超过4小时，否则易变质。

● 相宜搭配

黑木耳+银耳	益气润肺	黑木耳+海带	清热解毒、补中生津
黑木耳+莴笋	养胃润肺	黑木耳+蒜薹	养胃润肺、凉血止血

彩椒木耳炒鸡肉

材料

鸡胸肉片200克，红彩椒、圆椒、水发木耳、蒜末、葱段各适量，盐、鸡粉、水淀粉、料酒、蚝油、食用油各适量

做法

1. 将水发木耳切成小块；将红彩椒、圆椒切成块。

2. 鸡胸肉片装入碗中，加入盐、鸡粉、水淀粉、食用油拌匀，腌制10分钟。

3. 水发木耳、红彩椒、圆椒分别焯水，待用。

4. 用油起锅，放入蒜末、葱段、鸡胸肉片，炒至转色，淋入料酒，炒匀，倒入焯过水的食材，加入盐、鸡粉、蚝油，炒匀，淋入水淀粉勾芡即可。

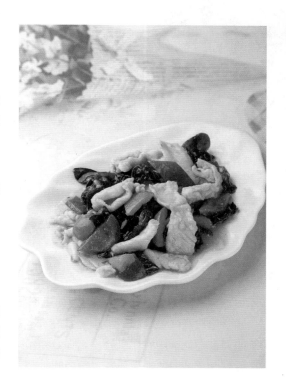

山药木耳炒核桃仁

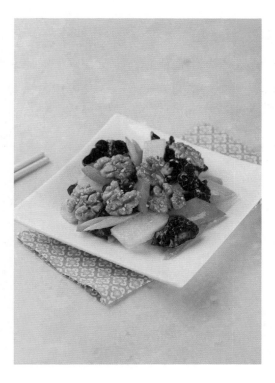

材料

山药90克，水发木耳40克，西芹50克，彩椒60克，核桃仁30克，白芝麻少许，盐、白糖、生抽、水淀粉、食用油各适量

做法

1. 将山药去皮切成片；将水发木耳切成小块；将彩椒切成小块；将西芹切成小块；以上食材分别放入沸水锅中焯至断生，捞出待用。

2. 用油起锅，倒入核桃仁，炸出香味，捞出，撒上白芝麻，拌匀。

3. 热锅注油，倒入焯过水的食材，加入盐、生抽、白糖，炒匀，淋入水淀粉，炒匀，盛出，放上核桃仁即可。

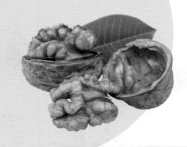

核桃

● 别名

胡桃、羌桃、万岁子、长寿果。

● 性味归经

性温，味甘。归肺、肾经。

● 食用功效

核桃仁中含有锌、锰等人体不可缺少的微量元素，人体在衰老过程中锌、锰含量日渐降低，食用核桃能补充锌、锰。核桃中含有的维生素E具有抗氧化的能力，经常食用有润肌肤、乌须发的作用，可以令皮肤滋润光滑，富有弹性；核桃仁含有较多的蛋白质及不饱和脂肪酸，这些成分皆为促进脑细胞代谢的重要物质，能滋养脑细胞，增强脑功能。

● 选购与保存

❶ 核桃宜挑选个大、外形圆整、干燥、壳薄、表皮呈淡黄色、表面光洁、壳纹浅而少的。

❷ 带壳核桃风干后较易保存。核桃仁要用有盖的容器密封装好，放在阴凉、干燥处存放，避免潮湿。

● 相宜搭配

核桃+鳝鱼	降低血糖	核桃+大枣	美容养颜
核桃+芹菜	补肝肾、补脾胃	核桃+梨	治百日咳

核桃大米粥

🍅 材料

水发大米100克，核桃仁30克，冰糖20克

🍲 做法

1. 砂锅中注水烧开，倒入水发大米，拌匀，盖上盖，用大火煮开后转小火续煮30分钟至熟。
2. 揭盖，倒入核桃仁，拌匀，再次盖上盖，续煮20分钟至食材软糯。
3. 揭盖，加入冰糖，搅拌至冰糖完全溶化即可。

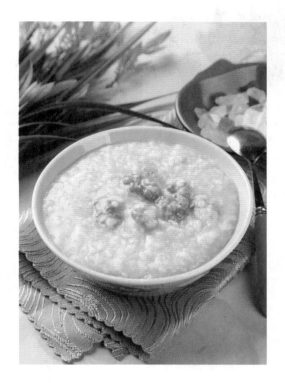

核桃葡萄干牛奶粥

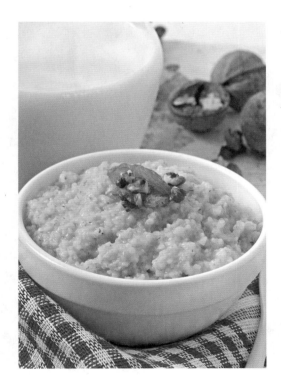

🍅 材料

核桃30克，葡萄干30克，水发大米100克，牛奶200毫升

🍲 做法

1. 砂锅中注入适量的清水，用大火烧热，倒入牛奶、水发大米，搅拌均匀。
2. 盖上盖，大火烧开后转小火煮30分钟至熟软。
3. 揭开盖，倒入核桃、葡萄干搅拌片刻。
4. 将粥盛入碗中即可。

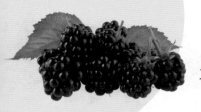

桑葚

● 别名

桑实、葚、乌葚、文武实、黑葚、桑枣、桑葚子、桑粒、桑果。

● 性味归经

性寒，味甘、酸。归肝、肾经。

● 食用功效

中医认为桑葚味甘、酸，性寒，入肝、肾经，具有补血滋阴、生津润燥和补肝益肾的功效。桑葚中含有鞣酸、脂肪酸、苹果酸等营养物质，能促进脂肪、蛋白质及淀粉的消化，故有健脾胃、助消化之功效，可用于治疗因消化不良而导致的腹泻。桑葚含有多种维生素、氨基酸和胡萝卜素等成分，经常服用可以美容养颜、延缓衰老。

● 选购与保存

❶ 桑葚宜选颗粒比较饱满、厚实、坚挺的。如果外皮颜色比较深，但果肉里面比较生，有可能是经过染色的。

❷ 桑葚比较娇嫩，而且糖分高，建议现买现吃，放置于冰箱保存也最好在一天内食用完。

● 相宜搭配

桑葚+酸奶	补血养颜	桑葚+粳米	补肝益肾、养血润燥
桑葚+蜂蜜	滋补肝肾	桑葚+糯米	补肝益肾、养血明目

桑葚茯苓粥

材料
水发大米160克，茯苓40克，桑葚干少许，白糖适量

做法
1. 砂锅中注入适量清水烧热，倒入备好的茯苓，撒上洗净的桑葚干，放入水发大米，搅拌匀，盖上盖，大火烧开后改小火煮50分钟，至米饭熟透。
2. 揭盖，加入白糖，搅拌至白糖完全溶化即可。

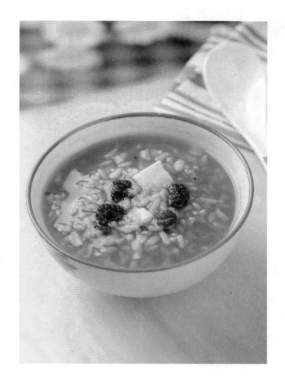

草莓桑葚汁

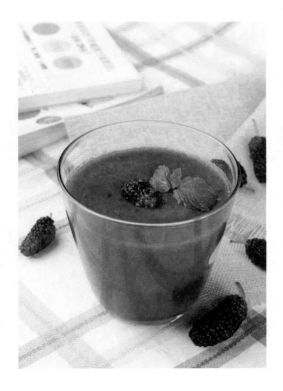

材料
草莓100克，桑葚30克，柠檬汁适量，蜂蜜20毫升

做法
1. 将洗净去蒂的草莓对半切开。
2. 取出备好的榨汁机，倒入草莓、桑葚，加入柠檬汁，再倒入少许凉开水，盖上盖，榨取果汁。
3. 将榨好的果汁倒入杯中，淋上备好的蜂蜜即可。

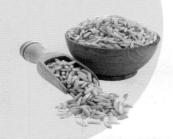

糙米

营养成分

膳食纤维、蛋白质、糖类、
维生素 B_1、
维生素 E、钾、镁、
锌、铁、锰

• 别名

胚芽米、玄米。

• 性味归经

性温，味甘。归脾、胃经。

• 食用功效

　　糙米的米糠和胚芽部分含有丰富的维生素B_1和维生素E，能提高人体免疫功能，促进血液循环，还能舒缓沮丧、烦躁的情绪，使人充满活力。糙米含有的钾、镁、锌、铁、锰等元素，有利于预防心血管疾病和贫血。糙米中还含有大量膳食纤维，可促进肠道有益菌增殖，加速肠道蠕动，软化粪便，预防便秘，女性朋友食用还能有减肥纤体的效果；膳食纤维还能降低胆固醇，从而帮助高脂血症患者降低血脂。

• 选购与保存

❶ 优质糙米的外表色泽晶莹、颗粒均匀、无黄粒，闻起来有一股米的清香味，用手插入米袋摸一下，手上不油腻、无米粉，用手碾一下，米粒不碎。

❷ 糙米宜放在干燥、密封效果好的容器内，并且要置于阴凉处保存。可以在盛有糙米的容器内放几瓣蒜，防止糙米因久存而被虫蛀。

• 相宜搭配

糙米+红薯	排毒通便	糙米+鸡肉	补铁补钙
糙米+芹菜	调理肠道	糙米+青豆	降压降脂

糙米蜜枣粥

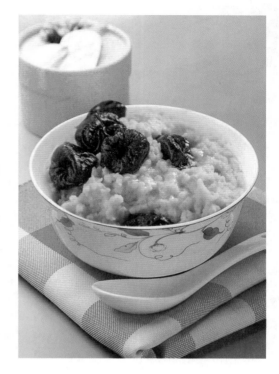

材料
糙米200克，蜜枣50克

做法
1. 砂锅中注水烧开，放入糙米、蜜枣，搅拌匀，盖上盖，煮开后转小火煮40分钟至米粒熟软。
2. 揭开盖，将煮好的粥搅拌均匀，盛入碗中即可。

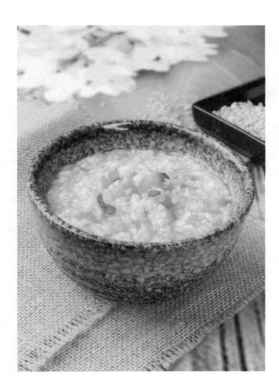

芹菜糙米粥

材料
水发糙米100克，芹菜30克，葱花少许

做法
1. 将洗净的芹菜切碎，待用。
2. 砂锅中注水烧热，倒入水发糙米，拌匀，盖上盖，大火煮开后转小火煮45分钟至米粒熟软。
3. 揭开盖，倒入芹菜碎，搅拌匀，煮至芹菜熟软。
4. 将煮好的粥盛入碗中，撒上葱花即可。

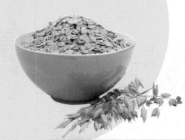

燕麦

● 别名

野麦、雀麦。

● 性味归经

性平，味甘。归肝、脾、胃经。

● 食用功效

营养成分
脂肪、氨基酸、
膳食纤维、维生素 B_1、
维生素 B_2、维生素 E、
烟酸、叶酸、钙、铁、
磷、镁、锌、铜、硒

　　燕麦是一种低糖食品，营养丰富且质优，是较受人们欢迎的食物之一。燕麦可以有效地降低人体中的胆固醇，经常食用，可对心脑血管疾病起到一定的预防作用。燕麦中含有的钙、磷、铁、锌等矿物质有预防骨质疏松、促进伤口愈合、防止贫血的功效。燕麦中含有的膳食纤维能够帮助加速肠胃蠕动，有助于疏通肠道促进排便，而且膳食纤维易产生饱腹感，是女性降脂瘦身较好的选择。

● 选购与保存

❶ 优质燕麦大小均匀、质实饱满、有光泽。
❷ 燕麦装入密封罐中，存放在阴凉干燥处保存即可。

● 相宜搭配

燕麦+玉米	丰胸	燕麦+牛奶	营养丰富
燕麦+苹果	减脂瘦身	燕麦+橙子	预防胆结石

南瓜燕麦粥

🍅 材料

南瓜190克，燕麦90克，水发大米150克，白糖20克，食用油适量

😋 做法

1. 将南瓜去皮，放入烧开的蒸锅蒸熟，取出，压烂，剁成泥状，待用。
2. 砂锅注水烧开，倒入水发大米，拌匀，再加入食用油，搅拌匀，加盖，小火煲30分钟至大米熟烂。
4. 揭盖，放入备好的南瓜泥、燕麦，搅拌匀，用大火煮沸，加入白糖，搅拌至白糖溶化即可。

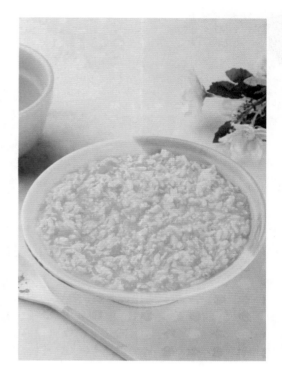

草莓燕麦片

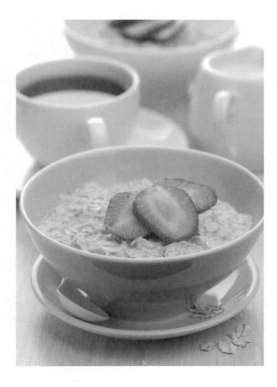

🍅 材料

燕麦片200克，草莓30克

😋 做法

1. 将洗净的草莓切成片。
2. 砂锅中注入适量清水烧开，倒入燕麦片，加盖，大火煮3分钟至熟，继续煮至食材熟软。
3. 揭盖，将燕麦片盛入碗中，摆放上切好的草莓即可。

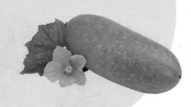

冬瓜

● 别名

白瓜、地芝、枕瓜。

营养成分

蛋白质、糖类、维生素C、
维生素E、膳食纤维、
钙、磷、铁、钾

● 性味归经

性寒，味甘。归肺、大肠、小肠、膀胱经。

● 食用功效

中医认为，冬瓜味甘，性寒，有利尿消肿、清热解毒、清胃降火及消炎之功效，对动脉硬化、冠心病、高血压、水肿腹胀等疾病有良好的食疗作用。冬瓜含维生素C较多，且钾含量高、钠含量较低，高血压、肾病、浮肿等患者食之可消肿而不伤正气。冬瓜热量不高，是女性保持苗条身材的不错选择。

● 选购与保存

❶ 挑选冬瓜时用手指掐一下，皮较硬、肉质密且种子成熟变成黄褐色的冬瓜口感较好。

❷ 买回来的冬瓜如果吃不完，可用一块比较大的保鲜膜贴在冬瓜的切面上，放入冰箱冷藏，可保存3~5天。

● 相宜搭配

冬瓜+海带	降血压	冬瓜+芦笋	降血脂
冬瓜+猪小排	祛湿	冬瓜+鸡肉	清热利尿

冬瓜排骨汤

🍅 材料

冬瓜200克，排骨500克，姜片若干，盐3克，鸡粉3克，胡椒粉5克，料酒少许

😋 做法

1. 将去皮洗净的冬瓜切成长方块；将洗净的排骨斩成段，放入沸水锅中汆去血水，捞出待用。
2. 锅中另加适量清水烧开，倒入排骨、姜片，淋入料酒，加盖，小火炖1小时。
3. 揭盖，倒入冬瓜，继续炖20分钟。
4. 加入盐、鸡粉、胡椒粉，拌匀即可。

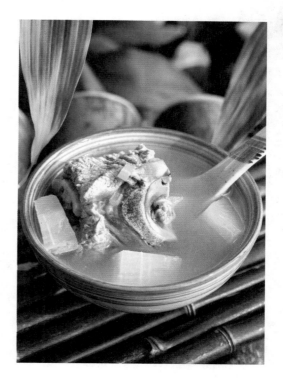

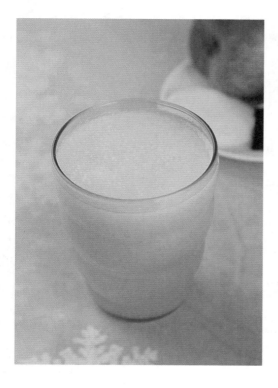

山药冬瓜白萝卜汁

🍅 材料

苹果肉55克，山药50克，白萝卜75克，冬瓜65克

😋 做法

1. 将洗净去皮的冬瓜切成小块，将洗好去皮的白萝卜切成块，将洗净去皮的山药切成小块，将苹果肉切成小块。
2. 锅中注水烧开，倒入冬瓜、山药，焯熟，捞出沥水，备用。
3. 取榨汁机，选择搅拌刀座组合，放入白萝卜、苹果、冬瓜、山药，注入适量温开水，盖上盖，榨取蔬果汁。

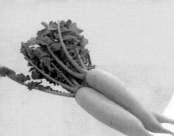

白萝卜

别名

莱菔。

性味归经

性凉，味辛、甘。归脾、大肠、肺、胃经。

营养成分

蛋白质、维生素 B_1、
维生素 B_2、维生素 C、
膳食纤维、芥子油、
淀粉酶、铁、锌、钙、磷

食用功效

　　白萝卜被称为"自然消化剂"，其含有的淀粉酶能分解食物中的淀粉和糖原，促进消化，解除胸闷，抑制胃酸过多，促进新陈代谢。白萝卜中的芥子油和膳食纤维可促进胃肠蠕动，有助于体内废物的排出，常吃可以清脂减肥。白萝卜含丰富的维生素C和锌，有助于增强人体的免疫功能，提高抗病能力。

选购与保存

❶ 优质白萝卜个体大小均匀，根形圆整，表皮光滑、颜色正常，无开裂、无分叉，较重。

❷ 将白萝卜用纸包裹好，放置在冰箱里冷藏，可以保存7天左右。

相宜搭配

| 白萝卜+香干 | 促进消化 |
| 白萝卜+羊肉 | 消积滞、化痰热 |

白萝卜+鹅肉　润肺止咳　　白萝卜+紫菜　清肺热、治咳嗽

橄榄白萝卜排骨汤

材料
排骨段、白萝卜块各300克，橄榄25克，姜片、葱花、盐、鸡粉、料酒各适量

做法
1. 将排骨段放入沸水锅中余去血水，捞出沥水，待用。
2. 砂锅中注水烧热，倒入排骨段，放入橄榄、姜片，淋入料酒，加盖，烧开后用小火煮1小时至食材熟软。
3. 揭盖，放入白萝卜块，再次盖上盖，继续煮20分钟至食材熟透。
4. 揭开盖，加入盐、鸡粉，搅拌匀，撒上葱花即可。

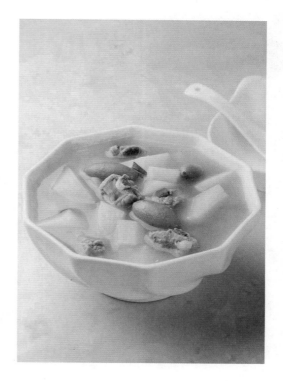

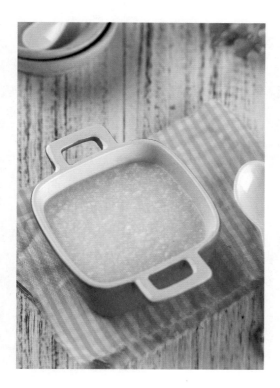

白萝卜稀粥

材料
白萝卜120克，水发大米50克

做法
1. 将白萝卜洗净去皮，切成小块。
2. 将白萝卜块放入榨汁机中，加入少许温水，榨成白萝卜汁，倒入小碗中待用。
3. 将水发大米放入料理机，搅打成米碎。
4. 砂锅注水烧热，放入米碎煮开，加入白萝卜汁，边煮边搅拌，煮15分钟左右至米碎熟烂即可。

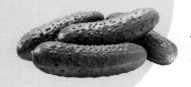

黄瓜

● 别名

胡瓜、刺瓜、王瓜、勤瓜、青瓜、唐瓜、吊瓜。

营 养 成 分
糖类、维生素 B_1
维生素 B_2、维生素 C、
维生素 E、丙醇二酸、钾

● 性味归经

性寒，味苦。归心、肾经。

● 食用功效

黄瓜含钾丰富，具有加速新陈代谢、排泄体内多余盐分的作用，故肾炎、膀胱炎患者食黄瓜有利于健康。黄瓜中所含的丙醇二酸可抑制糖类转化为脂肪，有助于女性保持苗条身材。黄瓜中含有丰富的维生素E，可起到延年益寿、抗衰老的作用；含有维生素B_1，对改善大脑和神经系统功能有利，能安神定志，辅助治疗失眠。此外，黄瓜还含有维生素C，能提高人体免疫力。

● 选购与保存

❶ 优质黄瓜色泽亮丽，外表有刺状凸起，黄瓜头上顶着新鲜黄花的为佳。
❷ 将黄瓜表面的水分擦干，放入密封保鲜袋中，封好袋口后放入冰箱冷藏即可。

● 相宜搭配

| 黄瓜+黑木耳 | 补血养颜 |
| 黄瓜+豆腐 | 降低血脂 |

| 黄瓜+蜂蜜 | 润肠通便 |
| 黄瓜+土豆 | 排毒瘦身 |

土豆黄瓜饼

材料

土豆250克，黄瓜200克，小麦面粉150克，生抽5毫升，盐、鸡粉、食用油各适量

做法

1. 将洗净去皮的土豆切成丝；将洗净的黄瓜切成丝。

2. 取一个大碗，倒入小麦面粉、黄瓜丝、土豆丝，注入适量的清水，搅拌均匀制成面糊，加入生抽、盐、鸡粉，搅匀调味。

3. 热锅注油烧热，倒入面糊，煎至两面呈现金黄色。

4. 将煎好的饼盛出，放凉，切成三角形即可。

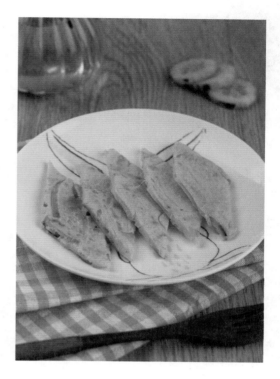

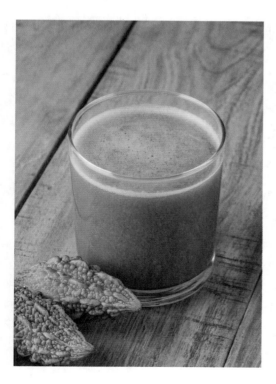

苦瓜黄瓜汁

材料

苦瓜30克，芹菜30克，黄瓜20克

做法

1. 将苦瓜洗净，去子，切成块；将芹菜洗净，切成段；将黄瓜洗净，去成皮，切成块。

2. 将所有材料放入榨汁机中，加入适量凉白开，启动榨汁机榨汁，完成后倒入杯中即可。

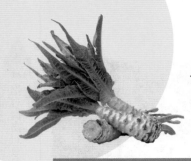

莴笋

● 别名

青笋、莴苣笋、莴菜、香莴笋、千金菜、莴苣菜。

● 性味归经

性凉，味甘、苦。归胃、膀胱经。

● 食用功效

　　莴笋味道清新且略带苦味，可刺激消化酶分泌，增进食欲，还可增强胃液和胆汁的分泌，从而增强各消化器官的功能，对消化功能弱和便秘的病人尤其有利。莴笋钾含量大大高于钠含量，有利于体内的电解质平衡，促进尿液的生成和乳汁的分泌，对高血压、水肿、心脏病的病人有一定的食疗作用。莴笋含有多种维生素和矿物质，具有调节神经系统功能的作用；其富含人体可吸收的铁，对患有缺铁性贫血的病人十分有利。莴笋还含有大量植物纤维素，能促进肠蠕动，可用于治疗便秘。

● 选购与保存

❶ 莴笋应选择茎粗大、肉质细嫩、新鲜多汁、无枯叶、无空心的。

❷ 将新鲜莴笋放入盛有凉水的器皿内，水淹至莴笋主干1/3处，可放置室内保鲜3~5天。

● 相宜搭配

| 莴笋+蒜苗 | 预防高血压 |
| 莴笋+猪肉 | 补脾益气 |

| 莴笋+香菇 | 利尿通便 |
| 莴笋+香干 | 强壮筋骨 |

莴笋炒百合

材料
莴笋150克，洋葱80克，鲜百合60克，盐3克，鸡粉、芝麻油、水淀粉、食用油各适量

做法
1. 将去皮洗净的洋葱切成小块；将洗好去皮的莴笋切成片；将鲜百合掰成瓣。
2. 莴笋片、百合瓣分别入沸水锅中焯至断生。
3. 用油起锅，放入洋葱块，大火炒出香味。
4. 再倒入焯过水的莴笋片和百合瓣，炒匀，加入盐、鸡粉，炒匀调味。
5. 倒入适量水淀粉勾芡，淋入芝麻油，炒匀即可。

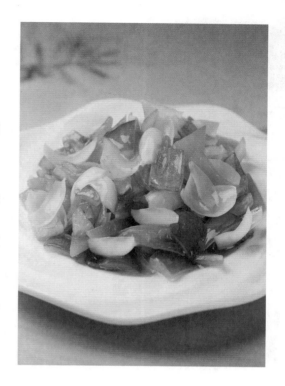

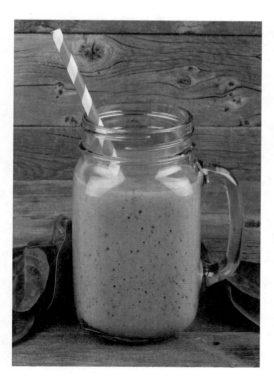

莴笋蔬果汁

材料
莴笋适量，哈密瓜适量，白糖适量

做法
1. 将莴笋去皮，洗净，切成块；将哈密瓜去皮，洗净，切成块。
2. 莴笋块和哈密瓜块一同放入榨汁机中，加少许纯净水榨成汁。
3. 将榨好的蔬果汁倒入杯中，加白糖拌匀即可。

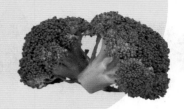

西蓝花

● 别名

绿花菜、绿菜花、青花菜、绿花椰菜。

营养成分

蛋白质、糖类、类黄酮、矿物质、维生素C、脂肪、β-胡萝卜素、叶黄素

● 性味归经

性平，味甘。归脾、肾、胃经。

● 食用功效

西蓝花是含有类黄酮较多的食物之一，类黄酮除了可以防止感染，还是最好的血管清理剂，能够阻止胆固醇氧化，防止血小板凝结，因此可降低心脏病与中风的发病率。西蓝花富含膳食纤维，有助于清除肠道垃圾，降低胆固醇水平，控制血脂。西蓝花还富含叶黄素、玉米黄质和β-胡萝卜素等多种抗氧化剂，经常食用可滋润肌肤。

● 选购与保存

❶ 优质西蓝花颜色浓绿，手感较沉重，整体有隆起感，花蕾紧密而结实。
❷ 将西蓝花装进保鲜袋里，放入冰箱冷藏，可以保鲜3天。

● 相宜搭配

| 西蓝花+猪肉 | 提高免疫力 | 西蓝花+木耳 | 降低胆固醇 |
| 西蓝花+香菇 | 利肠胃、壮筋骨 | 西蓝花+西红柿 | 美容养颜 |

西蓝花炒虾仁

🍅 材料

虾仁100克，西蓝花100克，蒜片适量，盐、料酒、食用油各适量

🍲 做法

1. 将西蓝花切去粗茎，掰成小朵，切成恰可入口的大小。
2. 在沸水锅中加入盐，放进西蓝花汆烫，捞出再过一遍冷水，沥水待用。
3. 热锅注油，放入蒜片，用小火爆香，放入洗净的虾仁，用中火炒至虾仁变色，淋入料酒，放入西蓝花，用大火迅速爆炒，再放入盐，炒匀调味即可。

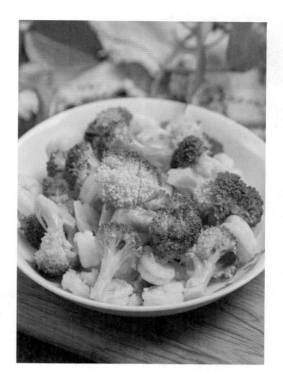

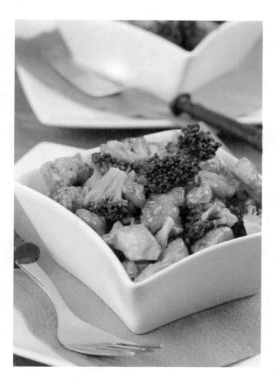

鸡胸肉炒西蓝花

🍅 材料

鸡胸肉100克，西蓝花200克，蒜末少许，生抽、盐、淀粉、胡椒粉、酱油、食用油各适量

🍲 做法

1. 将西蓝花洗净切成小朵。
2. 将鸡胸肉切成块，加生抽、胡椒粉、淀粉抓匀，腌制15分钟。
3. 热锅注油，放入蒜末爆香，放入鸡胸肉翻炒至变白。
4. 放入西蓝花翻炒片刻，加入少许清水，放入盐、酱油，翻炒至所有食材熟透即可。

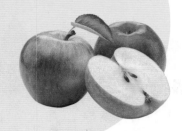

苹果

• 别名

平安果、智慧果、超凡子、天然子。

营养成分

糖类、蛋白质、脂肪、
磷、铁、镁、苹果酸、
鞣酸、奎宁酸、膳食纤维、
果胶、维生素 A、维生素 C

• 性味归经

性凉，味甘、酸。归脾、肺经。

• 食用功效

苹果营养丰富，是公认的营养较高的健康水果之一。苹果含铁丰富，对缺铁性贫血有较好的防治作用。苹果中富含镁元素，可以使皮肤红润光泽、有弹性。苹果中含有丰富的鞣酸、果胶、膳食纤维等营养物质，鞣酸是肠道收敛剂，它能减少肠液分泌而使大便内水分减少，从而有止泻的作用；而果胶有软化大便、缓解便秘的作用。苹果中含有的磷元素，易被肠壁吸收，有补脑养血、宁神安眠作用，苹果的香气是辅助治疗抑郁的良药。

• 选购与保存

❶ 挑选苹果，一看颜色，颜色均匀、比较红的苹果品质较好；二闻气味，品质好的苹果闻起来有清香味，没有刺鼻的异味。

❷ 苹果要注意干燥、低温保存。苹果买回来后，放入盐水中浸泡片刻，然后用毛巾擦干水分，装入保鲜袋中，放入冰箱冷藏即可。

• 相宜搭配

苹果+银耳	润肺止咳	苹果+香蕉	防止铅中毒
苹果+绿茶	抗老化	苹果+芦荟	健脾益胃

苹果稀粥

🍲 材料

水发大米100克，苹果100克

😋 做法

1. 将苹果去皮，对半切开，去核，再切成粒。
2. 砂锅注水烧热，倒入水发大米，搅拌匀，盖上盖，大火煮开后转小火煮30分钟，至米粒熟软。
3. 揭开盖，倒入苹果粒，拌匀，续煮5分钟至苹果熟软即可。

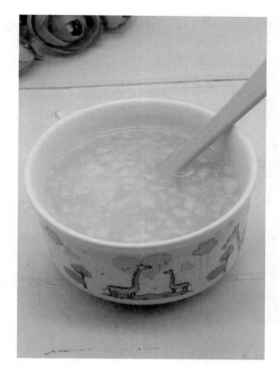

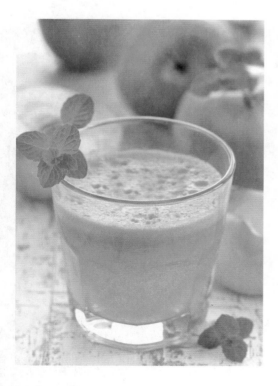

苹果西红柿汁

🍲 材料

苹果35克，西红柿60克，白糖适量

😋 做法

1. 将洗净的苹果切开，去核，削去果皮，切成丁；将洗好的西红柿切开，去除蒂，切成丁，放入盘中。
2. 取榨汁机，选择搅拌刀座组合，倒入西红柿丁、苹果丁，注入少许温开水，加入白糖，盖上盖，榨取蔬果汁。
3. 将蔬菜果汁倒入杯中即可。

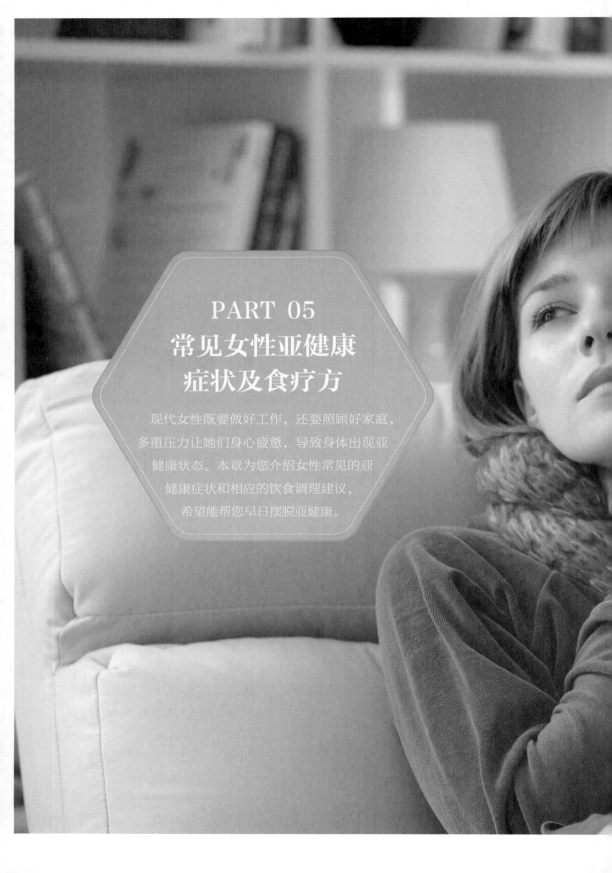

PART 05
常见女性亚健康
症状及食疗方

现代女性既要做好工作，还要照顾好家庭，
多重压力让她们身心疲惫，导致身体出现亚
健康状态。本章为您介绍女性常见的亚
健康症状和相应的饮食调理建议，
希望能帮您早日摆脱亚健康。

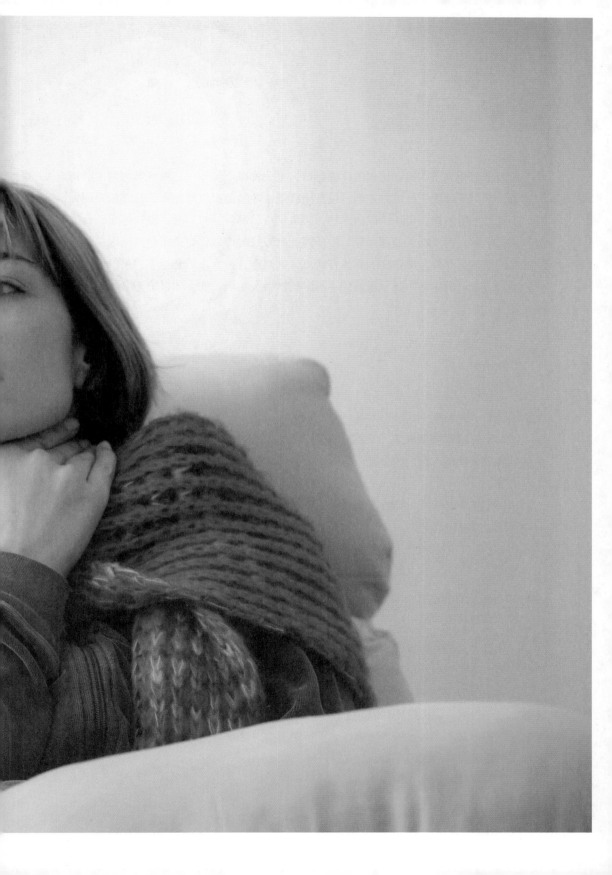

反复感冒

反复感冒相当于中医理论里的体虚感冒，是一种以反复发作、缠绵难愈为主要特点的感冒，常见于体弱、抵抗力差者，以及患有慢性呼吸道疾病的患者。其临床表现为：发热不高，反复发作，自汗，面色无华，恶风怕冷，鼻塞并流清涕，肢软体乏，食欲不振，或有咳嗽，舌淡嫩、苔薄白等。中药对此有较好的疗效，可采用益气补虚、增强体质的治疗原则。此外，患者要加强体育锻炼，如晨跑、打太极、游泳等，可以提高人体的免疫力。在日常生活中要尽量避免不科学的饮食及生活习惯，如饥饱无度、熬夜、烟酒无度等。

饮食原则

1.患者平常要增加营养以防感冒，多食富含蛋白质的食物，如鱼类、瘦肉类、蛋类、虾、豆类等，以增强体质。

2.反复感冒者多肺虚，平时应多食具有补养肺气作用的食材和中药材，如猪肺、乳鸽、鸭肉、杏仁、白果、核桃、大枣、党参、玉竹、黄芪、山药、紫苏叶、红糖等。

3.在感冒流行期间可酌饮葡萄酒，在菜肴中适当添加生姜、大蒜、紫苏叶等佐料，可以提高抗病能力。

4.平时要少食寒凉、生冷食物，以免耗损正气。

特效食材及中药材

猪肺：猪肺补养肺气、滋阴止咳，适用反复感冒、咳嗽难愈者，宜与杏仁、白果同用，可增强补肺止咳之效。

黄芪：本品益气补虚、固表御邪，对脾肺气虚、卫气不固、表虚易感冒者有效，宜与白术、防风等品同用。

紫苏叶：本品外能解表散寒，内能行气宽中，且兼有化痰止咳之功效，对治疗风寒感冒有效，常配伍香附、陈皮等药。

辣煮鸭肉块

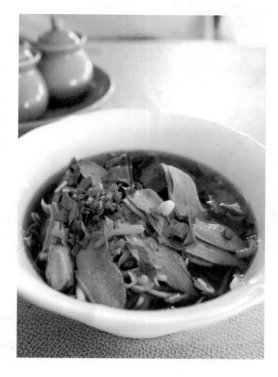

🍅 材料

鸭肉200克，豆芽200克，鸭血100克，芹菜叶少许，高汤适量，盐、鸡粉各3克，辣椒面少许，适量料酒、生抽10毫升，食用油适量

🍲 做法

1. 将鸭肉切成大片；将鸭血切成厚片；将芹菜叶切碎。

2. 锅中注水烧开，放入一部分盐、食用油、料酒，下入鸭肉片，焯至转色，捞出。

3. 热锅注油，放入洗净的豆芽，倒入鸭肉、鸭血、高汤，煮沸，放入剩余的盐、鸡粉、辣椒面，淋入生抽、料酒，搅拌匀，盛出装碗，撒上芹菜叶即可。

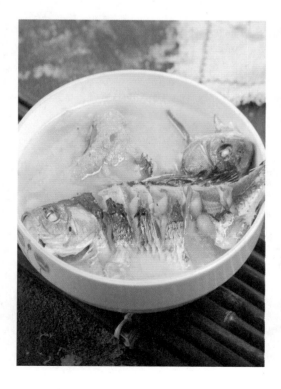

鲫鱼鲜汤

🍅 材料

鲫鱼2条，姜片、葱段、葱结各适量，盐、鸡粉、胡椒粉、黄酒、食用油各适量

🍲 做法

1. 将斩杀好的鲫鱼清洗干净，鱼身内外轻拍盐及胡椒粉，鱼腹内塞入葱结及部分姜片，腌制10分钟。

2. 煎锅加热注油，下姜片煸香，放入鲫鱼，煎至双面微黄、焦香，添加适量清水，淋入黄酒，加入鸡粉，煮开后转中火继续煮15分钟至汤色浓稠。

3. 加入盐、胡椒粉，拌匀调味，盛入碗中，撒上葱段即可。

面色萎黄

所谓面色萎黄，是指面色发黄、缺少血气而没有光泽，从中医角度来说多因气虚和血虚造成。气虚又有脾气虚和肺气虚之分，面色萎黄的女性多是脾气虚。除了面色萎黄外，不少女性还伴有食欲不振、神疲乏力、大便不调等症状。血虚引起的面色萎黄多因平时作息紊乱、经期耗血过多等因素引起。因此，调理此症要以健脾益气、化湿和中、补血养血为主。患者平时还应经常进行体育锻炼，如跳健美操、打球、游泳、跳舞和跑步等都是不错的选择，可增强体力、改善造血功能。日常生活中要养成不熬夜、不偏食、不吃零食、戒烟限酒的好习惯，且不在产褥期或月经期同房。

饮食原则

1.面色萎黄多由脾虚造成，平时应多食具有补气健脾作用的食材和中药材，如红酒、牛肉、鸡肉、鸭肉、猪肚、青鱼、鳜鱼、鲫鱼、山药、小米、莲子、党参、白芍、黄芪、白术、冬虫夏草等。

2. 因经期耗血过多而导致血虚萎黄者，应多食用补养气血的食材和中药材，如当归、熟地黄、首乌、枸杞子、阿胶、大枣、鸡血藤、动物肝脏、动物血、乌鸡、鲳鱼、菠菜、苋菜、芹菜等。

3. 患者应少吃性寒、味厚滋腻且不利于消化的食物，以免损伤脾气，如凉拌菜、冷饮、苦瓜、冬瓜、海带、螃蟹等。

特效食材及中药材

玫瑰花：玫瑰花具有补血疏肝、活血调经、解郁安神的作用，适宜血虚引起的面色萎黄、暗沉、月经不调、经前乳房胀痛者服用。

红酒：红酒具有补血活血、消斑美容的作用，能增强体质，适宜气血不足、劳倦乏力、面生色斑、皮肤粗糙之人饮用，是女性的美容养颜佳品。

鳝鱼：鳝鱼具有补养气血、活血通络、解热毒、壮筋骨、祛风湿等功效，适宜营养不良、体质虚弱、贫血、风湿痹痛者食用。

柿子椒熘牛肉片

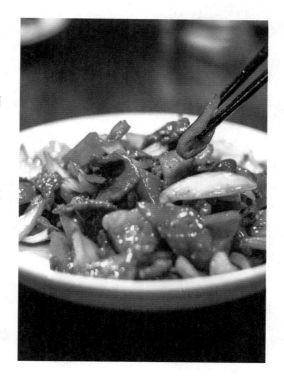

🍲 材料

牛肉250克，洋葱50克，彩椒100克，圆椒50克，盐、鸡粉、黑胡椒粉、料酒、生抽、水淀粉、食用油各适量

🍚 做法

1. 将洋葱切成小块；彩椒、圆椒切成小块。
2. 将牛肉切成片，淋入料酒、生抽、食用油，腌制20分钟。
3. 热锅注油，烧至七成热，下入牛肉片，滑油片刻，倒入洋葱块、彩椒块和圆椒块，快速翻炒匀。
4. 加入盐、鸡粉、黑胡椒粉，炒匀调味，淋入水淀粉勾芡即可。

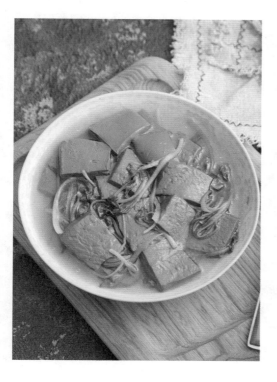

猪血青菜汤

🍲 材料

猪血200克，小白菜100克，姜丝少许，盐、鸡粉、食用油各适量

🍚 做法

1. 将洗净的猪血切成片；将小白菜择洗干净。
2. 砂锅注水、食用油烧热，放入猪血片和姜丝，煮开后续煮5分钟。
3. 倒入小白菜，加入盐、鸡粉，拌匀，煮至小白菜断生即可。

倦怠疲劳

倦怠疲劳主要表现为不明原因地出现严重的倦怠感，常伴有头痛、肌肉痛、抑郁、注意力不集中等症状。疲劳是一种主观上的疲乏无力感，也是一种自然现象，大多由工作任务繁重、生活节奏快以及压力过大所致。疲劳包括生理和心理两方面，生理疲劳主要表现为肌肉酸痛、全身疲乏等，而心理疲劳主要表现为心情烦躁、注意力不集中、思维迟钝等。保持良好、积极、愉快的心情是摆脱疲劳的重要方法。养成良好的生活习惯，学会调节饮食，加强体育锻炼，培养健康的业余爱好，增加家庭活动等，都是抵御疲劳的良方。

饮食原则

1.疲乏无力在中医理论中属于气虚的范畴，因此患者应多食补气类食材和中药材，如太子参、党参、山药、黄芪、灵芝、海参、冬虫夏草、瘦肉类、蛋类、鱼类等，这些食物均可提供各种补充体力及强化免疫力所需的营养。

2.心理疲劳者可多选择香附、郁金、合欢皮、猕猴桃、橙子、黄花菜、西米等疏肝解郁的中药材和食材。

3.气虚者要少吃寒凉生冷的食物，这类食物会耗伤人体元气，加重疲乏无力症状。

特效食材及中药材

鸭肉：本品具有养胃滋阴、大补虚劳、利水消肿的食疗作用，对肺胃阴虚、干咳少痰、骨蒸潮热、脾虚水泛、全身水肿按之凹陷、神疲乏力、小便短少等均有疗效。

山药：本品能补肺、脾、肾三脏之气，是气阴双补佳品，其性质平和，对各种原因引起的体虚疲乏、倦怠无力均有很好的食疗效果。

太子参：本品能补脾肺之气，兼能养阴生津，其性略偏寒凉，属补气药中的清补之品，对食少倦怠、精神疲乏、汗多者均有较好的疗效。

石斛鸭汤

🍅 材料

鸭子半只，石斛10克，党参10克，姜片
少许，盐3克，料酒少许

🍲 做法

1. 将鸭子处理干净，剁成大块。
2. 锅中注水烧开，淋入料酒，放入鸭肉
   块、姜片，余去血水，捞出过凉水，
   待用。
3. 砂锅中注入适量清水，放入鸭肉块，
   再放入洗净的党参和石斛，盖上盖，
   小火煲1小时至药材析出有效成分。
4. 揭盖，放入盐，拌匀调味即可。

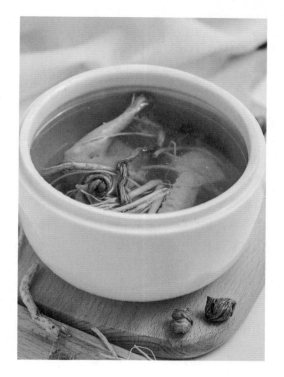

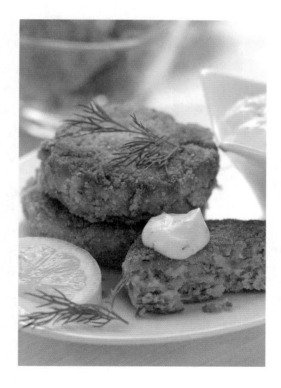

鳕鱼蛋糕

🍅 材料

鳕鱼肉150克，面粉适量，茴香叶少许，
柠檬汁适量，盐、鸡粉、食用油各适量

🍲 做法

1. 将鳕鱼肉洗净，剁成末；将茴香叶
   洗净切碎。
2. 取一个大碗，倒入鱼肉末、茴香叶、
   面粉，加入盐、鸡粉，挤入柠檬汁，
   注入少许清水，搅拌均匀至起劲。
3. 取少许面糊，搓圆再压扁，制成饼
   坯，剩下的面糊依次制成饼坯。
4. 平底锅中注油烧热，放入饼坯，煎
   熟，煎至两面金黄即可。

睡眠障碍

睡眠障碍指睡眠量不正常或睡眠中出现异常行为，其主要临床症状为：入睡所需时间超过半个小时，夜间觉醒次数超过2次或凌晨早醒、多恶梦，总睡眠时间少于6小时，次晨感到头晕、精神不振、嗜睡乏力和烦躁等。睡眠障碍也是一种情绪障碍，常因长期的思想矛盾或精神负重、劳逸无法结合及病后体弱等引起。因此，患者需重新调整工作和生活，积极调节情绪，保持乐观、平静的心态，改善睡眠环境。另外，患者应多参加体育锻炼。

饮食原则

1.睡眠障碍患者应多吃清淡而富有营养的食物，如奶类、谷类、蛋类、鱼类、冬瓜、菠菜、苹果、橘子等，保证摄入充足的维生素C、维生素E等营养物质。

2.睡眠障碍患者应多食用一些具有安神和缓解肌肉疲劳作用的食材和中药材，如红糖水、安神汤、苹果、香蕉、西红柿、茄子、百合、燕麦等。

3.睡前忌喝酒、浓茶或咖啡，可喝一杯牛奶。

4.服用安眠药（或者抗抑郁药、抗焦虑药）的患者应在医生的指导下逐渐减小药物剂量，以免因停药而导致失眠。

特效食材及中药材

小米：小米含有人体必需的8种氨基酸，可起到助眠、保健、美容的作用。

酸枣仁：本品能养心阴、益肝血，具有安神之效，为养心安神之要药，主治心肝阴血亏虚、心失所养、神不守舍所致的心悸、失眠、多梦、眩晕等症，常与柏子仁、首乌、桂圆肉等同用。

灵芝：本品味甘性平，入肺、脾、心经，能补心血、益心气、安心神，可治气血不足、心神失养所致的心神不宁、失眠多梦、健忘、体倦神疲等症，可单用研末吞服，或与当归、白芍、酸枣仁、柏子仁、桂圆肉等同用。

小米南瓜粥

材料
小米200克，南瓜200克

做法
1. 将洗净的南瓜去皮，切成小方块。
2. 砂锅中注水烧热，放入小米和南瓜块，搅拌匀，盖上盖，大火烧开后转小火续煮30分钟至食材熟软即可。

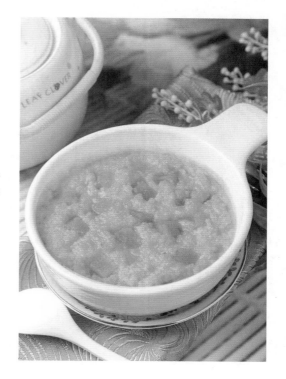

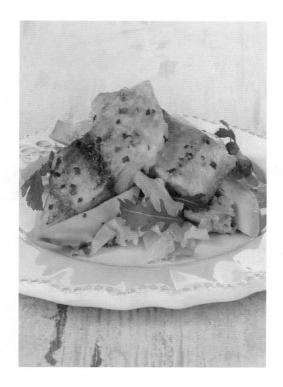

鱼块蔬菜沙拉

材料
草鱼块200克，牛油果1个，生菜、苦菊、葱花各少许，盐、鸡粉、柠檬汁、食用油各适量

做法
1. 将牛油果去核，切成小瓣；将生菜洗净，切成丝；将苦菊洗净；将以上食材放入盘中摆好，待用。
2. 将草鱼块洗净，去除鱼皮，加入盐、鸡粉、柠檬汁，拌匀，腌制20分钟。
3. 锅中注油烧至七成热，放入草鱼块，煎熟，煎至两面呈金黄色，撒上葱花，盛入果蔬盘中即可。

畏寒肢冷

畏寒肢冷多由阳虚所致，阳虚常指气虚或命门火衰，因气与命门均属阳而得名。肺主气，气虚多属肺气虚或中气不足，因而卫表不固，故外寒。症见手足不温，怕冷，易出汗，大便稀、小便清长，口唇色淡，食欲不振，舌质淡、苔白而润，脉虚弱等。而畏寒怕冷、四肢不温是阳虚最主要的症状。阳气犹如太阳，若阳光不足，则室内会处于寒冷状态，因此治疗畏寒肢冷宜温补阳气。阳虚之体，适应寒暑变化的能力较差，严冬应避寒就温，采取相应的保暖措施；还可遵照"春夏养阳"的原则，在春夏季节借自然界阳气培补身体之阳气，亦可坚持做空气浴或日光浴等。晚上睡觉前常用热水泡脚可缓解四肢冰冷症状。

饮食原则

1.阳虚畏寒肢冷者宜适当多吃散寒温阳的食物，如羊肉、猪肚、鸡肉、带鱼、洋葱、韭菜、辣椒、胡椒、八角、桂皮、花椒、茴香、生姜、榴莲、荔枝等。

2.平时选用枸杞子、大枣、人参、桂圆肉等泡茶饮用，可以起到御寒的作用。

3.在饮食习惯上，少食寒凉生冷之品，即使在盛夏也不要过食寒凉之品。

特效食材及中药材

羊肉：羊肉既能暖中散寒，还可补肾气、助肾阳、养气血，对腹部冷痛、体虚怕冷、腰膝酸软、面黄肌瘦、气血两亏、病后或产后身体虚亏等均有治疗和补益效果，最适宜于冬季食用。

肉桂：本品辛、甘，大热，补火助阳，能行气血、运经脉、散寒止痛，对阳虚怕冷、四肢冰冷、腰膝冷痛的患者均有很好的保健作用。

茱萸：本品辛热，能温肾暖肝、散寒止痛，对阳虚怕冷、心腹胃脘冷痛等均有疗效。其所含的茱萸内酯、茱萸碱等成分有升高体温、驱散风寒的作用。

蔬菜鸡肉汤

🍅 材料

净鸡半只，胡萝卜200克，白萝卜200克，
姜片3片，香菜少许，盐、鸡粉各适量

🍲 做法

1. 将胡萝卜、白萝卜洗净去皮，切滚刀
   块；将香菜洗净切成段。
2. 将净鸡剁成大块，放入沸水锅中余去
   血水，捞出沥水。
3. 砂锅中注水烧热，放入鸡块、姜片，盖
   上盖，大火煮开后转小火续煮30分钟。
4. 揭开盖，放入白萝卜块、胡萝卜块，
   再盖上盖，继续煮20分钟。
5. 再次揭开盖，加入盐、鸡粉，拌匀调
   味，撒上香菜段即可。

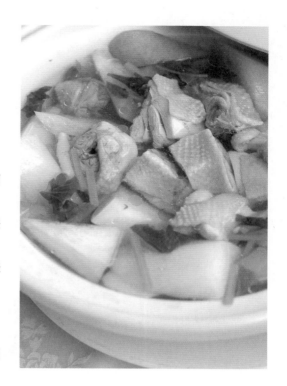

韭菜炒鸡蛋

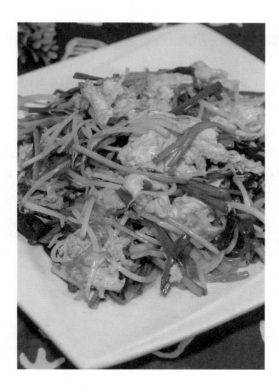

🍅 材料

鸡蛋2个，水发木耳50克，豆芽50克，
韭菜50克，水发粉条50克，蒜片少许，
盐3克，食用油适量

🍲 做法

1. 将水发木耳切成丝；将韭菜切成长
   段；将鸡蛋打入碗中，打散。
2. 锅中注油烧热，放入鸡蛋，快速炒熟
   炒散，盛出待用。
3. 锅底留油，放入蒜片爆香，放入木
   耳，翻炒片刻，再放入豆芽、水发粉
   条，翻炒至食材熟软，倒入鸡蛋，翻
   炒匀，加入盐，炒匀调味即可。

烦躁易怒

烦躁易怒是指心中烦闷急躁、容易动怒，甚至行为举止躁动不安。气温变化、压力过大、烟酒过度、饮食不当等都会使人烦躁易怒。从中医角度来说，胸中热而不安曰"烦"，手足扰动不宁曰"躁"，烦与躁常并称，这些都是脾虚肝旺、肝郁气滞和肝火上炎所导致的。每个人的情绪都有波动的时候，但是不能任由它控制着人，运动释放、转移注意力、倾诉心理困扰等都是调整与缓和情绪的好方法。

饮食原则

1.脾虚肝旺者饮食要以健脾理气为主，多吃具有健脾益气作用的食物，如板栗、莲子、大枣、山药、薏米、高粱米、扁豆、圆白菜、南瓜、胡萝卜、柑橘等。

2.肝郁气滞者则应多吃一些具有疏肝理气作用的中药材和食材，如郁金、白芍、柴胡、香附、合欢花、香橼、佛手、西红柿、芹菜、白萝卜、茼蒿、橙子、柚子等。

3.针对肝火上炎的症状，应戒烟限酒，以清淡的食物为主，忌食辛辣刺激、厚味油腻之物，适量吃清肝泄热之物，如菊花、绿豆、莲子心、苦瓜、白菜、山楂、青梅等。

特效食材及中药材

黄花菜：黄花菜又称为"忘忧草"，具有平肝泻火、疏肝解郁、利尿消肿等功效，对肝火上炎引起的烦躁易怒有较好的食疗效果。

郁金：郁金味辛、苦，性寒，归心、肝、胆经，具有行气活血、疏肝解郁、清心安神、清热凉血的功效，对肝郁气滞引起的烦躁易怒、月经不调、失眠健忘均有疗效。

菊花：菊花味甘、苦，性凉，归肺、肝经，有平肝明目、清热泻火的功效，适合肝火上炎型烦躁易怒的女性使用。

板栗娃娃菜

🍅 材料

娃娃菜2棵，板栗肉50克，枸杞子少许，鸡汤适量，盐、鸡粉各适量

🍲 做法

1. 将娃娃菜从根部对半切开，再对半切开，一棵切成四瓣，洗净待用。
2. 砂锅中注入鸡汤，放入板栗肉、枸杞子，煮沸。
3. 放入娃娃菜，续煮至食材熟软。
4. 加入盐、鸡粉，拌匀即可。

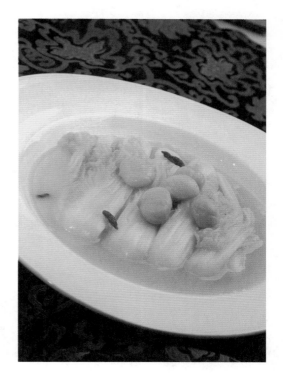

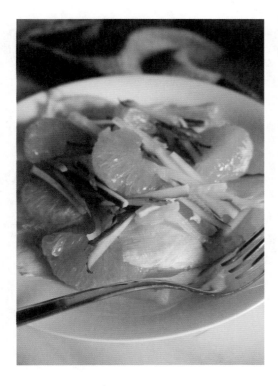

橘子沙拉

🍅 材料

橘子150克，生菜50克，黄瓜50克

🍲 做法

1. 将黄瓜洗净切成细条；将生菜洗净；将橘子剥去皮，把果肉掰成瓣，撕去内果皮。
2. 取一个干净的盘子，放上生菜，再放上橘子瓣和黄瓜条即可。

经前紧张症

经前紧张症是指在月经前7～14天（即月经周期的黄体期），反复出现一系列生理上、精神上以及行为上的改变，月经来潮后这些症状即消失的一种亚健康症状。例如经前出现疲劳乏力、急躁、抑郁、焦虑、忧伤、过度敏感、猜疑、情绪不稳等症状，有的还伴有乳房胀痛、四肢肿胀、腹胀不适、头痛等生理症状。经前紧张症患者在月经来潮前要放松心情，洗澡时在温水中加入一杯海盐，泡20分钟，会使全身肌肉得到放松，有利于缓解经前各种不适症状。

饮食原则

1.月经前7～14天，体内激素水平升高，此时多食富含膳食纤维的食物可起到镇定情绪的作用，如小麦、大麦、荞麦、绿叶蔬菜、豆类等。

2.宜选用疏肝理气、安神解郁的中药材和食材，如百合、白芍、当归、茉莉花、合欢花、玫瑰花、柴胡、香附、郁金、酸枣仁、猕猴桃、黄花菜、山楂等。

3.少喝咖啡，少喝酒，以免加重各种不适症状。

特效食材及中药材

茉莉花：茉莉花具有行气止痛、解郁散结的作用，其所含的挥发性物质有镇静安神的效果，常饮茉莉花茶可缓解经前乳房胀痛、烦躁、焦虑的症状。

小麦：小麦有养心安神的功效，常与大枣、甘草配伍，可治疗妇女心阴亏虚引起的精神恍惚、悲伤欲哭、言行失常等症状。

百合：百合入肺、心经，性微寒，能清心除烦、宁心安神，对神思恍惚、失眠多梦、心情抑郁、悲伤欲哭等症状均有疗效。

豆腐酿肉

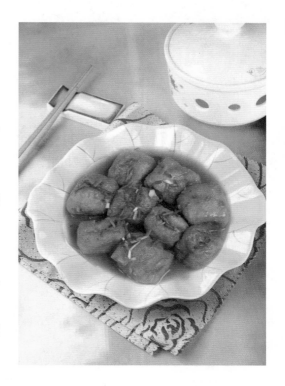

材料

鸡蛋1个，猪肉末50克，豆腐泡适量，葱花少许，玉米淀粉5克，盐、鸡粉、料酒、食用油各适量

做法

1. 将鸡蛋打散，倒入猪肉末中，加玉米淀粉、盐、料酒拌至起劲，制成肉馅。
2. 把豆腐泡切开，将豆腐泡中间挖空，将肉馅塞入豆腐泡中。
3. 锅中注油，放入豆腐泡，倒入适量清水，烧开后继续煮5分钟至汤汁收浓。
4. 加入盐、鸡粉，拌匀调味，撒上葱花即可。

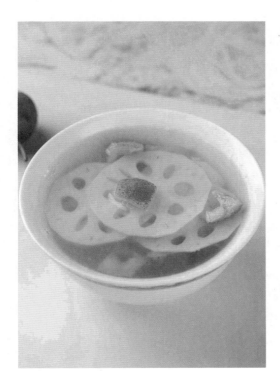

山楂藕片

材料

莲藕150克，山楂95克，冰糖30克

做法

1. 将洗净去皮的莲藕切成片；将洗好的山楂切开，去除果核，再把果肉切成小块。
2. 砂锅注水烧开，放入藕片，倒入切好的山楂，盖上盖，煮沸后用小火炖煮15分钟，至食材熟透。
3. 揭盖，倒入冰糖，拌煮至冰糖完全溶化即可。

经前乳房胀痛

经前乳房胀痛是指女人在经期前出现的乳房胀痛现象，主要表现为乳房胀满、压痛、发硬，重者乳房受轻度震动或撞击会胀痛难忍。一般来说，这是由经前体内激素水平降低、乳腺增生、乳房间组织水肿所引起的，月经来潮后可消失。经前乳房胀痛在中医学上多见于肝气郁结、气滞血瘀两种证型。乳房胀痛与肝郁气滞有很大关系，患者常会在经前出现烦躁易怒、抑郁、头疼、口干、两肋胀满等症状。女性经前要注意保暖和饮食的营养搭配，同时不能穿着小且紧的胸罩。此外，平时多做健胸操，多按摩胸部，有利于预防和缓解经前乳房胀痛。

饮食原则

1.中医认为，经前乳房胀痛多与肝郁气滞有关，因此患者可选择疏肝理气的中药材和食材，如香附、柴胡、陈皮、佛手瓜、海带、海藻、荔枝、猕猴桃、木耳等。

2.气滞血瘀者常有乳房胀痛或刺痛现象，且常伴有痛经、月经色暗、血块等症状，因此可选用当归、川芎、益母草、元胡、白芍、鸡血藤、红酒、葡萄、鳝鱼等活血化瘀的中药材和食材。

3.患者的膳食以清淡为主，多吃五谷杂粮、新鲜蔬菜、水果和豆类食品，少吃高脂肪和辛辣刺激的食物，经前一周少吃食盐，少喝咖啡。

特效中药材

香附：香附具有理气解郁、调经止痛的功效，对胁肋胀痛、乳房胀痛、月经不调等女性疾病均有很好的疗效。

川芎：川芎有"血中气药"的美誉，既能行气又能活血，对气滞血瘀引起的经前乳房胀痛或刺痛有很好的治疗效果。

柴胡：柴胡具有疏肝解郁、行气止痛的功效，对肝气郁结引起的乳房胀痛、烦躁易怒等经前症状均有疗效。

木耳大枣莲子粥

材料

水发木耳80克，大枣35克，水发大米180克，水发莲子65克，盐2克，鸡粉2克

做法

1. 砂锅注水烧热，倒入水发大米、水发莲子、水发木耳、大枣，搅匀，盖上盖，煮开后转小火煮40分钟至熟软。
2. 掀开锅盖，加入盐、鸡粉，搅匀调味。
3. 关火后将煮好的粥盛出装入碗中即可。

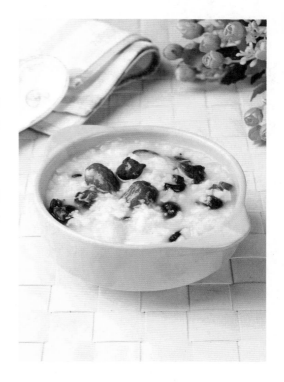

木耳烩豆腐

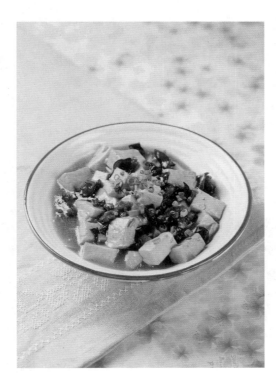

材料

豆腐200克，木耳50克，蒜末、葱花各少许，盐3克，鸡粉2克，生抽、老抽、料酒、水淀粉、食用油各适量

做法

1. 将豆腐切成小方块；将木耳切成小块。
2. 将豆腐和木耳分别入沸水锅中焯熟。
3. 用油起锅，放入蒜末爆香，倒入木耳炒匀，淋入料酒炒香。
4. 加入少许清水，放入生抽、盐、鸡粉、老抽、豆腐，轻轻搅匀，煮2分钟至熟。
5. 倒入水淀粉勾芡，盛入碗中，撒上葱花即可。

性欲冷淡

性欲冷淡是指性欲缺乏，通俗地讲即对性生活无兴趣，也有说是性欲减退。主要症状有：性爱抚无反应或快感反应不足；性交时阴道干涩、紧缩、疼痛；无性爱快感或快感不足，迟钝，缺乏性高潮；性器官发育不良或性器官萎缩、老化等。中医认为，性冷淡与肾气亏虚、肝气郁结有很大的关系，治疗应以补肝肾为主，从根本上激活、调理女性内分泌系统功能，促进生理功能的恢复。

饮食原则

1.患者应常食具有改善肾功能、增强性欲的中药材和食材，如淫羊藿、巴戟天、鹿茸、锁阳、海参、牛鞭等。

2.服用具有疏肝解郁、调畅情志、安心神等功能的中药材和食材，也可有效缓解此症状，如郁金、香附、合欢皮、茉莉花、佛手瓜、酸枣仁、小米、莲子、芡实、猕猴桃等。

3.研究结果表明，蛋白质和锌等重要元素的缺乏，可引起性功能衰退。相反，补充充足、齐全的营养，特别是多吃富含优质蛋白（如奶类、蛋类、豆类、瘦肉类）、多种维生素和锌（如核桃、花生、南瓜子等坚果类）的食物，可维持性功能的正常水平。

特效食材及中药材

海参：本品味甘、咸，具有滋阴补肾、养血益精、抗衰老等作用，对虚劳羸弱、气血不足、肾虚、性欲冷淡、阳痿遗精、小便频数等均有疗效。

鹿茸：本品甘温补阳，甘咸滋肾，禀纯阳之性，具生发之气，故能壮肾阳、益精血，适合肾阳虚引起的性欲减退、宫寒不孕、腰膝冷痛、手足冰凉的女性。

小米红薯坚果粥

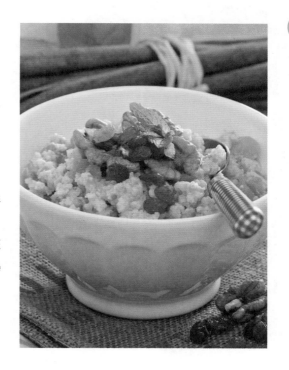

🍅 材料

小米150克,红薯150克,核桃仁20克,葡萄干20克

🍲 做法

1. 将红薯去皮,切成小方块。
2. 砂锅注水烧开,倒入小米和红薯,搅拌匀,盖上盖,煮30分钟至食材熟软。
3. 揭开盖,搅拌片刻,放入洗净的核桃仁、葡萄干,拌匀煮至葡萄干熟软即可。

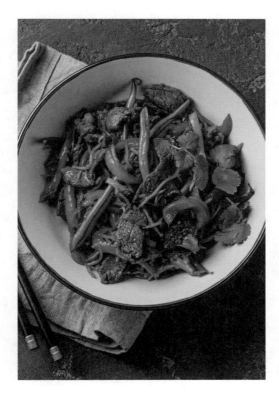

蔬菜炒牛肉

🍅 材料

牛肉200克,四季豆、西蓝花、彩椒、胡萝卜各适量,蒜末、葱段各少许,盐、鸡粉、料酒、生抽、食用油各适量

🍲 做法

1. 将西蓝花掰成小朵;将四季豆洗净;将彩椒切成粗丝;将胡萝卜去皮,切成细丝。
2. 西蓝花、四季豆、胡萝卜分别焯水至断生;牛肉切成片,加料酒、生抽、食用油,拌匀腌制20分钟。
3. 热锅注油,放入蒜末、葱段、牛肉炒匀,放入彩椒翻炒熟,加入焯水后的食材炒匀,加入盐、鸡粉炒匀即可。

163

夜尿频多

　　夜尿频多是指排尿次数增多。一般来说，成人夜间就寝后排尿0～2次属于正常。如果排尿次数明显增多，超过了这个范围，可能是夜尿频多。尿频的原因很多，包括病后体虚、精神因素等，饮水过多也是尿频的原因之一。中医认为夜尿频多主要由体质虚弱，肾气不固，膀胱约束无能、其化不宣所致。此外，过于疲劳，脾肺二脏俱虚，上虚不能制下，脾虚不能制肾水，膀胱气化无力，而发生小便频数。因此，尿频多为虚证，需要调养。多做有氧运动可以改善血液循环、增强呼吸能力，还可以帮助身体增强适应能力，有助于缓解夜尿频多的问题。另外，睡前不宜喝水，少吃西瓜等富含水分的食物，尽量不喝啤酒、汽水，少吃流质食物，否则也会出现夜尿频多的情况。

饮食原则

　　1.尿频患者应以补益肾气为主，宜食用金樱子、覆盆子、桑螵蛸、海螵蛸、菟丝子、黄芪、白术、升麻、乌药、党参、芡实、五味子、陈皮、猪肚、羊肉、牛肉等补肾缩尿的中药材和食材。

　　2.阳气虚衰、小便清长者宜多吃富含植物有机活性碱的食品，如黄瓜、西红柿、胡萝卜、白菜、菠菜、洋葱、莲藕、土豆、葡萄、柑橘、香蕉、苹果、柿子、樱桃、无花果等，最好选择吃一些时令水果和蔬菜。

　　3.养成合理的饮食习惯，少食寒凉生冷食物，以及咖啡、碳酸饮料等刺激性食物。

特效食材及中药材

　　金樱子：金樱子具有收敛固涩、缩尿止遗的作用，适用于肾虚精关不固之遗精、滑精，膀胱失约之遗尿、尿频。本品宜熬膏服。可与菟丝子、补骨脂、海螵蛸等补肾固涩之品同用。

　　核桃：本品暖肾、固精、缩尿，补益之中兼有收涩之性，具有温脾止泻摄涎、暖肾缩尿固精之功效。与乌药、山药配伍，可治下焦虚寒、小便频数、夜尿频多、遗尿等症。

铁板牛肉

🍅 材料

牛肉400克，大葱150克，香菜50克，鸡蛋1个，姜片少许，盐、鸡粉、料酒、淀粉、黑胡椒酱、食用油各适量

🍲 做法

1. 将大葱切成斜刀段；将香菜切成长段；将牛肉切成片，加入盐、料酒抓匀，打入鸡蛋，加入淀粉，抓匀上浆，腌制20分钟。
2. 热锅注油烧至五成热，放入牛肉片炸30秒，捞出，待油温升至六成热再复炸一次，捞出沥油。
3. 锅底留油，放入姜片、大葱爆香，倒入牛肉片，加盐、鸡粉、黑胡椒酱，炒匀调味，放入香菜段，拌匀即可。

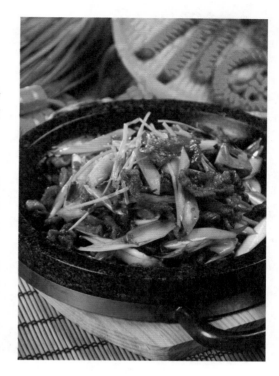

蔬菜炒鸡丁

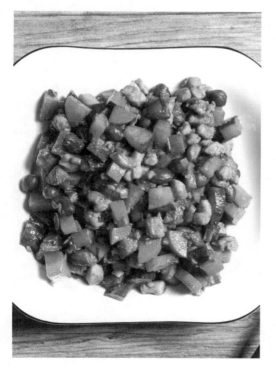

🍅 材料

鸡肉丁200克，黄瓜丁、胡萝卜丁各100克，熟花生仁60克，葱花少许，盐、鸡粉、料酒、生抽、生粉、食用油各适量

🍲 做法

1. 将胡萝卜丁入沸水锅中焯熟；在鸡肉丁中加入少许盐、料酒、生抽、生粉，拌匀，腌制15分钟。
2. 热锅注油烧至七成热，倒入鸡肉丁，滑油片刻，倒入黄瓜丁，炒匀，倒入胡萝卜丁、熟花生仁，撒上葱花，加入盐、鸡粉、生抽，炒匀即可。

食欲不振

食欲不振是指进食的欲望降低，主要由以下几种原因引起：第一，过度的体力劳动或脑力劳动易引起胃壁供血不足，导致胃消化功能减弱。第二，饥饱不均，胃经常处于饥饱不均状态，久而久之会造成胃黏膜损伤，引起食欲不振。第三，情绪紧张、过度疲劳也会导致胃酸分泌功能失调，引起食欲不振。第四，经常吃生冷食物，尤其是睡前吃生冷食物易导致胃寒，出现恶心、呕吐、食欲不振等情况。为了长久的健康，女性必须定时、定量、定质饮食，不能废寝忘食，也不要暴饮暴食。

饮食原则

1.中医认为，食欲不振与脾胃虚弱有着密切关系，体虚患者平时可食用党参、白术、山药、猪肚、牛肚、土鸡、乌鸡等中药材及食材来补中气、健脾胃。

2.促进胃肠食物消化，减轻腹胀也是缓解食欲不振的一个重要方法，常用的中药材和食材有山楂、麦芽、神曲、鸡内金、苹果、南瓜等。

3.多吃蛋白质含量高、易消化的食物，如鸡蛋、瘦肉、动物肝脏、鱼类等，可减轻因长期厌食导致的营养不良。

4.此外，正在减肥瘦身的女性也要科学合理地制订饮食计划，尽量做到营养均衡，不能过度节食，以免造成身体营养不良，甚至导致厌食症。

特效食材及中药材

猪肚：猪肚具有补虚损、健脾胃的功效，对脾虚腹泻、虚劳瘦弱、食欲不振、尿频或遗尿等症均有食疗效果。

山药：本品性平味甘，能补脾益气、滋养脾阴，多用于脾气虚弱或气阴两虚、消瘦乏力、食少便溏。因其含有较多营养成分，又容易消化，可长期服用，对久病或病后虚弱等需营养调补而脾运不健者有很好的食疗效果。

鸡内金：本品消食化积作用较强，并可健运脾胃，故可用于米、面、薯、芋、乳、肉等食物引起的食积证，若与白术、山药等同用，可治脾虚食欲不振。

卤鸡肉

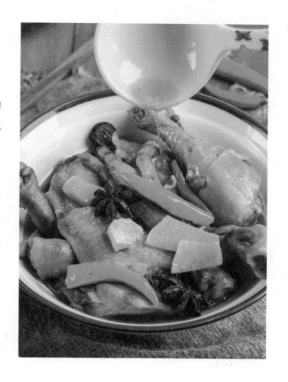

🍅 材料

鸡翅中200克 ，鸡爪200克，姜片、蒜瓣各适量，小米椒5根，八角3颗，花椒5克，盐、生抽、老抽、蚝油、冰糖各适量

🍲 做法

1. 将鸡翅中、鸡爪洗净，放入沸水锅中焯煮，捞出过一遍凉水。

2. 将鸡翅中、鸡爪放入锅里，加水没过食材，放入洗净的蒜瓣、姜片、八角、花椒和小米椒 ，再加入盐、生抽、老抽、蚝油、冰糖，搅拌匀。

3. 盖上盖，大火煮10分钟后转小火煮20分钟，最后用大火收汁即可。

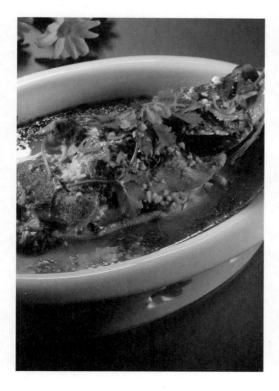

香菜鲤鱼汤

🍅 材料

鲤鱼1条，香菜50克，红椒少许，蒜末、姜末各适量，盐、鸡粉各5克，料酒10毫升，食用油适量

🍲 做法

1. 将鲤鱼去鳞、去鳃、去肠肚后洗净擦干；将洗净的香菜切碎；将洗净的红椒切成圈。

2. 热锅注油烧至七成热，下入鲤鱼，煎至两面微黄。

3. 加入800毫升水，淋入料酒，放入蒜末、姜末，盖好锅盖用小火煮30分钟。

4. 揭开盖，放入红椒圈、香菜碎，拌匀，再加入盐、鸡粉，拌匀煮沸即可。

自汗盗汗

　　自汗属于中医汗证范畴，指由于人体阴阳失调而导致汗液外泄失常的病证。其中，白天不因外界环境的影响而时时出汗称为自汗，睡中汗出、醒来汗止叫做盗汗。汗证以虚证为主，自汗多属气虚不固，而盗汗多是阴虚内热。《临证指南医案·汗》提到"阳虚自汗，治宜补气以卫外；阴虚盗汗，治当补阴以营内"，即治疗需益气、养阴、补血，以调和营卫。患者在日常生活中也应加强体育锻炼，做到劳逸结合，并避免忧思过度。出汗多者应常换内衣，并保持衣物、卧具的干燥清洁。

饮食原则

　　1.中医认为自汗多气虚，所以应多摄入具有益气固表、敛阴止汗作用的中药材及食材，如浮小麦、太子参、黄芪、白术、防风、煅牡蛎、山药、五味子、五倍子、糯稻根、猪肚、芡实、牛肉、燕麦等。

　　2.长期自汗、盗汗会导致体内水分和能量流失过多，加重阴虚和气虚症状，因此要多吃富含水分、维生素和蛋白质的食物，如糯米、小米、大麦、小麦、葡萄、大枣、甘蔗、鸡肉、猪肉、牛肉、青鱼等。

　　3.患者应忌食生姜、辣椒、胡椒、桂皮、薄荷、桑叶等辛辣刺激、易发汗的食物。

特效中药材

　　浮小麦：本品性凉，味甘、咸，归心经，能益心气、敛心液，具有止汗、益气、除热等功效，可用于自汗、盗汗等症。

　　黄芪：本品能补脾肺之气，益卫固表，治疗表虚自汗，常与牡蛎、麻黄根等止汗之品同用，如牡蛎散。若因卫气不固、表虚自汗而易感风邪者，宜与白术、防风等品同用。

　　五味子：本品可收敛肺气而滋肾水、益气生津、补虚明目、强阴涩精、退热敛汗，治自汗、盗汗。

腰果鸡丁

🥟 材料

鸡胸肉丁400克，黄彩椒、圆椒、洋葱、腰果各50克，盐、鸡粉、料酒、生抽、生粉、食用油各适量

😋 做法

1. 将洋葱切成块；将圆椒、黄彩椒切成块。
2. 鸡胸肉丁中加少许盐、料酒、生抽、生粉拌匀，腌制15分钟。
3. 腰果和鸡丁分别放入热油锅中炸熟。
4. 锅底留油，倒入洋葱、黄彩椒、圆椒，炒匀，加入剩余盐、鸡粉，炒匀调味，放入炸好的鸡丁和腰果，翻炒均匀即可。

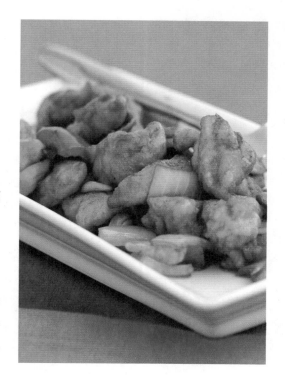

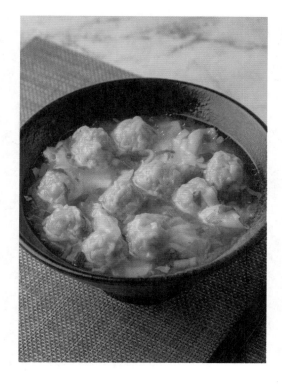

云吞河粉

🥟 材料

云吞皮200克，猪肉末150克，河粉200克，芹菜（带叶）50克，葱花少许，盐、鸡粉、生抽、料酒、水淀粉、食用油各适量

😋 做法

1. 将芹菜洗净后切成小段。
2. 猪肉末装入碗中，加入少许盐、鸡粉、生抽、料酒、水淀粉、食用油，顺一个方向搅拌至起劲，制成肉馅。
3. 把云吞包好，放入沸水锅中煮3分钟，放入河粉，煮2分钟，倒入芹菜段，加盐、鸡粉拌匀煮沸，盛出后撒上葱花即可。

便秘

便秘是指排便不顺利的状态，包括粪便干燥排出不畅和粪便不干亦难排出两种情况。便秘在程度上有轻有重，在时间上可以是暂时的，也可以是长久的。一般每周排便少于2～3次（食物的残渣在48小时内未能排出）即可称为便秘。中医认为，便秘主要由燥热内结、气机郁滞、津液不足和脾肾虚寒所引起。患者应养成每日定时排便的习惯，加强体育锻炼，忌长时间久坐不活动。避免长期服用泻药和灌肠，否则易导致肠胃对药物产生依赖、肠道蠕动减慢，形成习惯性便秘。

饮食原则

1.宜选择具有润肠通便作用的食物，多吃膳食纤维丰富的食物有利于排便，如红薯、芝麻、南瓜、芋头、香蕉、桑葚、杨梅、甘蔗、松子仁、柏子仁、胡桃、蜂蜜、韭菜、苋菜、马铃薯、空心菜、茼蒿、甜菜、海带、白萝卜、海参、梨、无花果、苹果等。

2.多吃富含B族维生素的食物，如土豆、香蕉、菠菜等。

3.尽量不吃烧烤等辛辣、刺激性强的食物，适当减少摄入高蛋白、高脂肪的食物，如肉、蛋、奶等。

特效食材及中药材

蜂蜜：本品有润肠通便之效，肠燥便秘者可单用冲服，或随症与生地黄、当归、火麻仁等滋阴、生津、养血、润肠通便之品同用。

香蕉：香蕉富含膳食纤维，可促进胃肠蠕动，具有清热、通便、解酒、降血压等功效，对便秘、痔疮患者大有益处。

火麻仁：本品甘平，质润多脂，能润肠通便，且兼有滋养、补虚作用，适用于各种肠燥便秘症状。临床亦常与郁李仁、栝楼仁、紫苏子、杏仁等润肠通便药材同用，或与大黄、厚朴等配伍，以加强通便作用。

蒜蓉空心菜

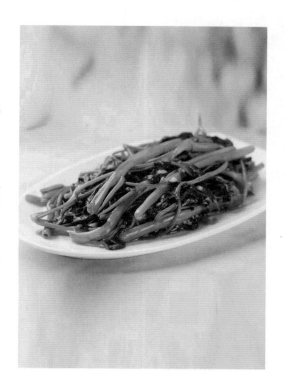

材料

空心菜300克，蒜末少许，盐、鸡粉各2克，食用油少许

做法

1. 将洗净的空心菜切成小段。
2. 用油起锅，放入蒜末，爆香，倒入切好的空心菜，用大火翻炒一会儿，至其变软。
3. 转中火，加入盐、鸡粉，快速翻炒至食材入味即可。

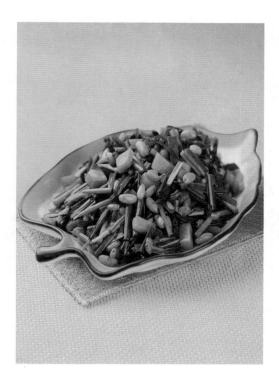

松仁炒韭菜

材料

韭菜120克，松仁80克，胡萝卜45克，盐、鸡粉各2克，食用油适量

做法

1. 将洗净的韭菜切成段；将洗好去皮的胡萝卜切成小丁。
2. 将胡萝卜丁放入沸水锅中焯至断生。
3. 炒锅中注油烧至三成热，倒入松仁，炸熟，捞出沥干油，待用。
4. 锅底留油烧热，倒入胡萝卜丁、韭菜，加入盐、鸡粉，炒匀调味。
5. 倒入炸好的松仁，快速翻炒至食材熟透、入味即可。

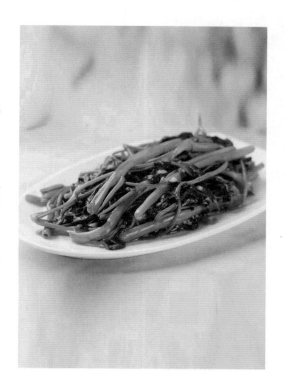

肥胖症

当人体摄入热量多于消耗热量时，多余热量以脂肪形式储存于体内，储存量超过正常生理需要量且达到一定值时即为肥胖症。如无明显病因可寻者称单纯性肥胖症。单纯性肥胖症又分为体质性肥胖症和获得性肥胖症两种。体质性肥胖症是遗传和对胰岛素较不敏感造成的；获得性肥胖症是过度饮食，脂肪大量堆积导致的。胖人因体重增加，身体各器官的负担都增加，可引起腰痛、关节痛、消化不良、气喘等症状。身体肥胖的人往往怕热、多汗，皮肤褶皱处易发生皮炎、擦伤。因此，肥胖的女性应多进行体力劳动和体育锻炼，可先从小运动量开始，逐步增加运动量，以达到强身健体的目的。

饮食原则

1.肥胖症患者可通过增强饱腹感来减少进食量，从而控制饮食。常见的具有增强饱腹感的食材有魔芋、大麦、韭菜、芹菜、土豆、白萝卜、黄豆芽等。

2.可通过促进脂肪代谢来抑制肥胖，可用的中药材和食材有菠萝、荷叶、莲子心、车前子、山楂、茶叶、金银花、海藻、决明子、茯苓、泽泻、香蕉、苹果、荸荠菜等。

3.应严格控制富含脂肪的油炸类食物、奶油类食物的摄入量，如巧克力、奶油蛋糕、薯条、烤肉等。

特效食材

芹菜：由于芹菜富含水分和膳食纤维，并含有一种能使脂肪加速分解的化学物质，因此是减肥佳品。此外，芹菜还富含多种营养成分，有助减肥的同时还能补充人体所需的营养。

魔芋：魔芋中含量最多的魔芋多糖具有强大的膨胀力，既可填充胃肠，消除饥饿感，又可控制体重，达到减肥塑形的目的。

拌蔬菜丝

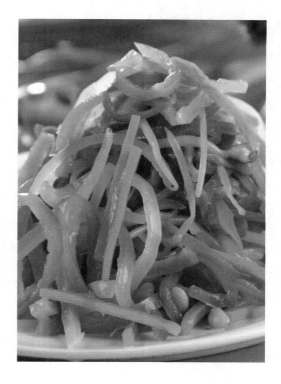

🥟 材料

青椒100克，红椒100克，胡萝卜100克，黄豆芽100克，盐、鸡粉、食用油各适量

🍲 做法

1. 将洗净的胡萝卜去皮，切成丝；将洗净的红椒、青椒切成丝。
2. 胡萝卜丝、黄豆芽分别焯水至断生。
3. 锅中注油烧热，倒入青椒丝、红椒丝，翻炒片刻，再倒入胡萝卜丝、黄豆芽，翻炒至食材熟软。
4. 加入盐、鸡粉，炒匀调味即可。

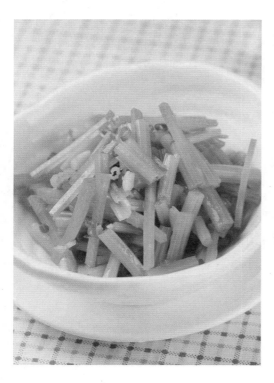

凉拌嫩芹菜

🥟 材料

芹菜80克，胡萝卜30克，蒜末、葱花各少许，盐适量，鸡粉少许，芝麻油5毫升，食用油适量

🍲 做法

1. 把洗好的芹菜切成小段；将去皮洗净的胡萝卜切成片，改切成细丝。
2. 锅中注水烧开，放入食用油、盐，再下入胡萝卜丝、芹菜段，煮1分钟至全部食材断生，捞出沥干，待用。
3. 将沥干水的食材放入碗中，加入盐、鸡粉，撒上备好的蒜末、葱花，再淋入芝麻油，拌至食材入味即可。

手脚抽筋

引发手脚抽筋的因素很多，如长时间运动带来的肌肉疲劳，运动前没热身导致肌腱或肌肉轻度受伤，静脉曲张，严重腹泻、呕吐，出汗过多，疲劳过度等，环境温度骤变和情绪过度紧张也容易造成手脚抽筋。中医认为，手脚抽筋与肝肾亏虚有很大关系，肝主筋，肾主骨，肝肾阴虚，筋骨失养，容易引起手脚抽筋。西医认为，手脚抽筋与身体缺钙有密切关系。日常进行体育锻炼时，若要防止手脚抽筋，必须做到：做好热身准备活动，运动时间不宜过长，强度不宜过大，适量补钙。在生活方面，则要注意保暖，保持身体健康和情绪稳定。

饮食原则

1.年轻女性，尤其是身体处于发育时期的少女，如常出现手脚抽筋，大多是对钙的需求量增大，而平时摄入钙质过少引起的，故可多摄入奶制品、豆制品、瘦肉、虾仁、核桃、鱼类等富含钙质和维生素D的食物，亦可适量吃钙片。

2.中老年女性经常性手脚抽筋多因肝肾亏虚所致，因此应常食具有滋补肝肾作用的中药材和食物，如黄精、首乌、熟地黄、芝麻、杜仲、核桃、猪肝、猪蹄、猪腰等。

特效食材及中药材

虾仁：虾仁具有补肾的功效，且含有丰富的优质蛋白和钙、镁、锌等元素，对缺钙引起的手脚抽筋有较好的疗效。

核桃：核桃有补气、固肾、添精等作用，且含有丰富的维生素D，维生素D可以促进钙的吸收，常食有利于强健筋骨，缓解手脚抽筋的症状。

辣炒腰花

材料

猪腰400克，虾仁150克，山药150克，干辣椒5根，蒜末、姜末各适量，食用油、生抽、老抽、蚝油、料酒、盐、鸡粉、胡椒粉、水淀粉各适量

做法

1. 将山药去皮，切成片；将虾仁装入碗中，加入少许料酒、生抽腌制15分钟；将猪腰处理干净，切成腰花条，加盐、生抽、料酒腌制15分钟。
2. 虾仁入油锅中滑油至转色，盛出。
3. 锅底留油，放入蒜末、姜末、腰花爆炒至断生，放入山药片、干辣椒，加入老抽、蚝油、料酒翻炒熟，倒入虾仁，加入盐、鸡粉、胡椒粉，炒匀调味，再淋入水淀粉勾芡即可。

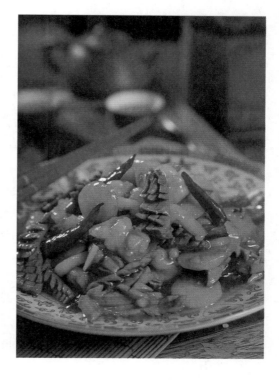

清蒸豆腐丸

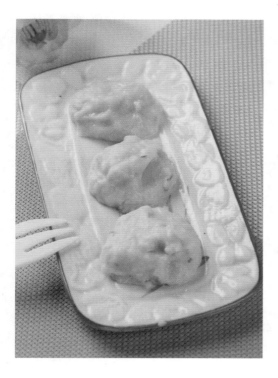

材料

豆腐180克，鸡蛋黄1个，面粉30克，葱花少许，盐2克，食用油少许

做法

1. 将豆腐装入大碗中，用打蛋器搅碎，倒入鸡蛋黄，拌匀，搅散，加入盐，撒上葱花，搅拌至盐溶化。
2. 倒入面粉，拌匀至起劲，制成面糊。
3. 取一个干净的盘子，抹上食用油，将面糊制成大小适中的豆腐丸子，装入盘中，摆好。
4. 蒸锅上火烧开，放入豆腐丸子，用大火蒸5分钟至熟即可。

头晕目眩

头晕目眩又叫晕眩，医学上称为脑供血不足，是指由多种因素导致流入头部的血流量减少，脑组织供血不足所引起的头晕、耳鸣、眼花、乏力等症状。晕眩发作时常感到天地旋转般的晕，临床症状主要表现为头涨头昏、眼花、头重脚轻等。更年期女性的头晕目眩多由贫血、血压低造成，属中医上的血虚、气虚。部分中老年女性的头晕目眩是由血压、血脂过高引起。不吃早餐容易导致低血糖，从而出现晕眩，因此必须定时饮食，同时也要保持愉悦的心情。此外，劳逸结合、睡眠充足和饮食结构合理也是防止晕眩的好方法。

饮食原则

1.低血压引起的头晕目眩的患者可选用益气补虚的中药材，如黄芪、党参、山药、大枣等，应多吃营养丰富的食物，如蛋类、鱼类、土鸡、鸭肉、牛肉等，多吃青菜和水果，以增加营养，补充人体所需的能量。

2.贫血引起的头晕目眩的患者应多选用补血的中药材和食材，如熟地黄、大枣、桂圆肉、枸杞子、菠菜、动物肝脏、动物血、乌鸡等。

3.血压、血脂过高引起的头晕目眩的患者，饮食应以清淡为主，多选用荷叶、菊花、枸杞子、芹菜、洋葱、木耳、苦瓜等降压降脂的食物。

4.忌食辛辣肥甘的饮食，如辣椒、酒类、肥肉、油炸食物。

特效食材及中药材

大枣：大枣有补中益气、养血安神的功效。大枣富含多种维生素，有利于健全毛细血管、维持血管壁弹性，常食可预防因贫血或低血压引起的头晕现象。

黑豆：黑豆具有滋补肝肾、益气补虚的作用，对肝肾亏虚引起的头晕、耳鸣、目眩、秀发早白等均有食疗作用。此外，黑豆有降低血压的作用，对高血压引起的头晕目眩也有效。

枸杞子：常食枸杞子可以补肝肾、明目，减缓脑组织衰老的速度，对因肝肾亏虚引起的头晕目眩有效。

大枣桂圆鸡汤

🍲 材料

鸡肉400克，桂圆肉20颗，大枣20颗，冰糖5克，盐4克，料酒10毫升，米酒10毫升

😋 做法

1. 将鸡肉斩成小块，放入沸水锅中，淋入料酒，余去血水，捞出沥水。
2. 砂锅中注入900毫升清水，烧开，放入洗净的桂圆肉、大枣，倒入鸡肉块，加入冰糖，淋入米酒，盖上盖，煮沸后用小火煮40分钟至食材熟透。
3. 揭开盖，调入盐，拌匀，续煮一会儿至食材入味即可。

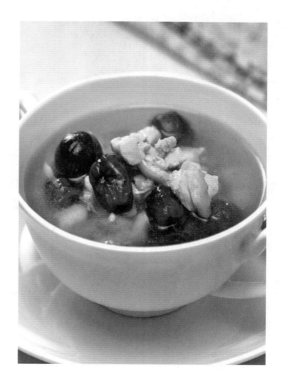

酱香黑豆蒸排骨

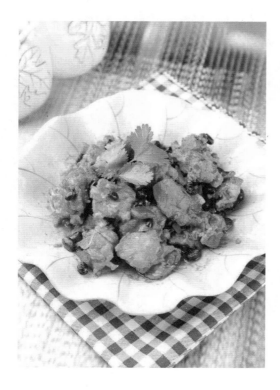

🍲 材料

排骨350克，水发黑豆100克，姜末5克，花椒3克，盐2克，豆瓣酱40克，生抽10毫升，食用油适量

😋 做法

1. 将洗净的排骨装碗，倒入水发黑豆，放入豆瓣酱。
2. 再加入生抽、盐、花椒、姜末、食用油拌匀，腌制20分钟。
3. 将腌好的排骨装盘，放入已烧开上气的电蒸锅内，加盖，蒸40分钟至食材熟软即可。

眼眶发黑

　　眼眶发黑常指因睡眠不足、长期熬夜、房事过度、久病体虚和烟酒刺激等引起的双目无神、眼周灰暗，俗称"熊猫眼"。中医认为，眼眶发黑是肾虚之故。黑乃肾之本色，肾亏，则其色显于皮肤，如经常出现痛经、月经不调、经色暗、有血块、小腹隐痛的女性会有眼眶发黑现象。偶尔出现的黑眼圈可通过培养良好的生活习惯、保持睡眠充足、戒烟限酒、平缓情绪和调整饮食结构来消除，而长期眼眶发黑则是一种病态，需要到医院诊断。

饮食原则

　　1.肾虚引起的眼眶发黑者可多选用滋补肝肾的中药材和食材，如首乌、熟地黄、猪肝、黄精、枸杞子、核桃、芝麻等。血瘀引起的眼眶发黑者，可选择活血化瘀的中药材，如益母草、当归、桃仁、红花、香附、川芎等。

　　2.眼眶发黑的患者可食用富含维生素A和蛋白质的食物，如花生、芹菜、胡萝卜、柑橘、芝麻、黄豆、鸡蛋等，有助于消除黑眼圈。

　　3.补充富含铁和维生素C的食物，如猪肝、鸡肝、菠菜、西红柿等。此外，烟不抽，酒少喝。

特效食材及中药材

　　猪肝：猪肝具有补肝明目、滋阴养血的功效，可用于血虚所致的面色萎黄，对眼眶浮肿发黑、眼睛干涩疲劳等症状均有一定食疗效果。

　　何首乌：肾主闭藏，肝主疏泄，何首乌性温，味苦，苦补肾，温补肝，能收敛精气，所以能养血益肝，固精益肾，健筋强骨，乌发明目。

　　枸杞叶：枸杞叶味甘、苦，性凉，具有补虚益精、清热止渴、祛风明目、生津补肝的功效。

芦笋佐鸡蛋

🍅 材料

芦笋15根，鸡蛋1个，盐、百里香碎、橄榄油各适量

🍲 做法

1. 将鸡蛋放入热水锅中煮熟，捞出，放凉后去壳，将蛋白剁碎、蛋黄压成末，再将蛋白碎和蛋黄末拌匀，待用。
2. 锅里倒入少许橄榄油烧热，放入芦笋，将其煎成漂亮的油绿色，撒上少许盐，继续煎1分钟至熟，盛盘待用。
3. 锅底留油，倒入鸡蛋末，撒入盐，放入百里香碎，翻炒均匀，盛入装有芦笋的盘中即可。

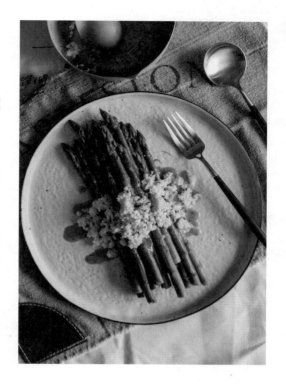

花生菠菜粥

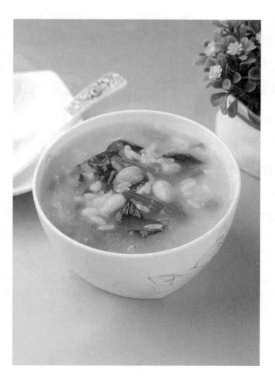

🍅 材料

水发大米100克，花生仁45克，菠菜35克，盐2克

🍲 做法

1. 将洗净的菠菜切成段，备用。
2. 砂锅中注水烧热，倒入花生仁、水发大米，盖上盖，烧开后用小火煮40分钟至食材熟软。
3. 揭开盖，倒入菠菜，搅煮至菠菜熟软。
4. 加入盐，搅匀，煮至食材入味即可。

乳房下垂

乳头的水平位置低于乳房下皱襞即为乳房下垂。哺乳、年龄增长与减肥是造成乳房下垂的主要原因，胸罩尺码不符、睡眠姿势不正确等因素也会导致乳房下垂。中医认为乳房下垂跟气虚有关，气虚者肌肉易松弛，乳房也容易下垂，因此在调理时要适当补气血。此外，乳房下垂还会影响女性的曲线美，给女性带来一定的自卑感。女性要保护好自己的乳房，常做健胸运动，经常按摩乳房，坚持戴胸罩，采取正确的喂奶方法。另外，睡姿正确（提倡仰卧）、坚持运动等也是防止乳房下垂的好方法。还需要注意的是，产后妇女不要急于节食减肥。

饮食原则

1.体质虚弱引起的乳房下垂者可选择补气血的中药材和食材，如黄芪、党参、当归、柴胡、升麻、山药、大枣、猪肚、鸡肉、鸭肉、核桃等。

2.女性宜多吃富含优质蛋白和胶质的食物，能让乳房坚挺丰满，如大豆、花生、莲藕、猪蹄、牛奶、鸡脚、牛肉、鱼肉等。

3.多吃富含维生素C、维生素E的食物，如莴笋、生菜、胡萝卜、海参等。

特效食材及中药材

猪蹄：猪蹄富含胶原蛋白，能防治皮肤干瘪起皱，增强皮肤弹性和韧性，还有很好的丰胸作用，常食可改善乳房下垂症状。

牛奶：牛奶含丰富的乳脂，能有效改善乳房下垂、皮肤松弛的现象，且有一定的补虚作用，能有效改善乳腺组织松弛症状。

黄芪：黄芪具有补中益气、升提脏器的作用，可改善脏腑下垂和肌肉松弛现象，对气虚型乳房下垂有一定的改善作用。

香菇鸡

🍅 材料

鸡胸肉300克，水发香菇、四季豆、青豆100各克，蒜末、姜末、盐、鸡粉、生粉、料酒、生抽、水淀粉、食用油各适量

🍲 做法

1. 将四季豆切成段；水发香菇、青豆、四季豆分别放入沸水锅中焯至断生。
2. 将鸡胸肉切成丁，加盐、料酒、生抽、生粉，拌匀，腌制20分钟，放入油锅中滑油片刻，捞出待用。
3. 锅底留油，放入蒜末、姜末，倒入水发香菇、青豆、四季豆和鸡丁，炒熟，加盐、鸡粉，炒匀调味，再淋入少许水淀粉勾芡即可。

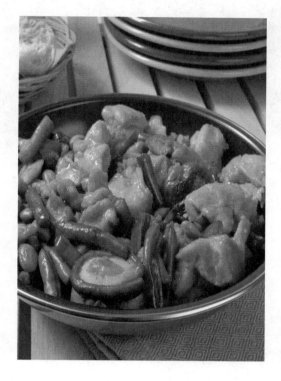

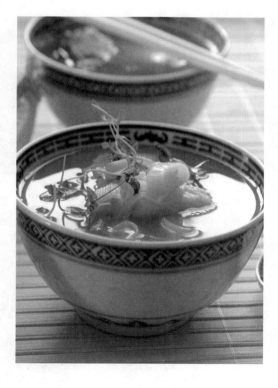

鲜味鱼块汤

🍅 材料

龙利鱼200克，大葱30克，米线100克，姜片2片，青花椒少许，柠檬汁少许，盐、鸡粉、食用油各适量

🍲 做法

1. 将大葱切成粗圈；将龙利鱼洗净切成块，装入碗中，滴入柠檬汁，腌制15分钟。
2. 砂锅中注入适量清水，滴入食用油，放入龙利鱼块、大葱、姜片、青花椒，盖上盖，大火煮开后转小火续煮20分钟。
3. 揭开盖，加入米线，煮至米线熟软。
4. 加入盐、鸡粉，拌匀调味即可。

PART 06
中医按摩法，
为女性健康锦上添花

中医按摩不仅历史悠久，而且经济简便，能保健强身、提高人体抵抗力，还能有效治疗多种慢性疾病。对女性来说，中医按摩不仅具有保健作用，还有美容美体的效果，我们不妨一起试试吧！

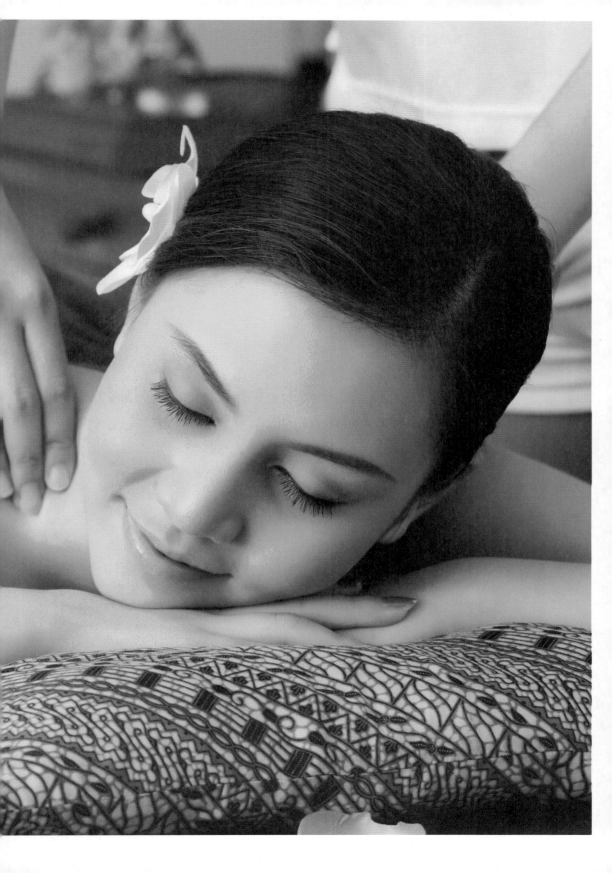

一、穴位按摩的功效

按摩又称推拿，它的历史较为悠久。在古人长期的实践过程中，按摩逐渐从下意识的偶然动作演变成了系统的治疗方法。我国现存最早的医学典籍《黄帝内经》中就记载了痹证、痿证、口眼㖞斜、胃脘痛等病症的按摩疗法。按摩穴位有很多好处，相关资料表明，按摩可促进气血流通，可调节人体的阴阳使之达到平衡状态，所以按摩后可感到肌肉放松、关节灵活、精神振奋、活力充沛。除此之外，按摩还能起到以下作用。

1.提高免疫力

按摩能通过对身体局部穴位进行刺激，促进全身的新陈代谢，从而调整人体各部分功能的协调和统一，提高人体的免疫力。

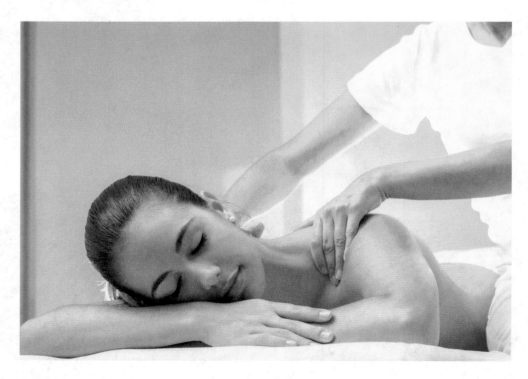

2.祛病强身，益寿延年

按摩疗法可以因人而异、辨证施治，通过刺激特定穴位和经络来促进新陈代谢，可达到祛病强身、益寿延年的效果。

3.平衡阴阳，调理脏腑

《黄帝内经·素问·阴阳应象大论》曰："阴胜则阳病，阳胜则阴病。阳胜则热，阴胜则寒。"阴阳失调会引发脏腑功能的紊乱，从而导致疾病的发生，而按摩能够调整脏腑的功能，使之达到阴阳平衡。

实践证明，强而快的按摩手法能够引起神经和肌肉的兴奋，轻而缓的按摩手法则可以抑制神经、肌肉的活动。比如使用轻柔手法对头部进行推抹，能够抑制大脑皮质；使用较重的手法进行按揉，则可以兴奋大脑皮质。

4.疏通经络，调和气血

中医认为，当经络不通时人体便容易发生疾病，按摩则可以使经络疏通、气血流通，进而消除疾病。中医指出，如果因为腹部受寒而出现了胃痛、腹胀以及不思饮食等症状，便可通过按摩胃俞、中脘、足三里等穴来温通经络、祛寒止痛。按摩还能够延缓心肌纤维退化，扩张冠状动脉，增加供血流量，促进血氧和营养物质的吸收，进而加强心脏功能，防治冠心病、肌肉僵直以及手足麻木、痉挛和疼痛等。

二、简简单单的取穴法

经络按摩是一项技术活，如果找准了穴位，再加上适当的操作手法，便可以祛病强身、益寿延年。因此，在进行自我按摩之前，要学会找准穴位。

1.手指度量法

手指度量法是指以患者本人的手指为标准度量取穴，是临床取穴定位常用的方法之一，所以这里所说的"寸"，与长度单位的"寸"是有区别的。由于人有高矮胖瘦之分，不同的人用手指测量到的1寸也不等长，所以测量穴位时要用被取穴者的手指作为参照物，才能准确地找到穴位。

（1）拇指同身寸：拇指屈侧指节横纹两端间宽为1寸。

（2）中指同身寸：中指第一、二指节横纹桡侧端间距离为1寸。

（3）横指同身寸：又称"一夫法"，指的是食指、中指、无名指、小指并拢，即以第2~5指并合，当中节上横度，其两侧间距离为3寸；食指与中指并拢的横向宽度为1.5寸。

2.简便定位法

简便定位法是临床中一种简便易行的辅助取穴定位方法。例如：立正姿势，手臂自然下垂，其中指端在下肢所触及处为风市穴；两手虎口自然平直交叉，一手食指压在另一手腕后高骨的上方，其食指指尖处为列缺穴；握拳屈指时中指尖处为劳宫穴；两耳尖过头顶连线的中点处为百会穴等。

3.体表标志取穴法

固定标志：常见判别穴位的固定标志有眉毛、乳头、指甲、趾甲、脚踝等。例如：神阙穴位于腹部脐正中；膻中穴位于两乳头连线之中点；行间穴位于足背侧第一、第二趾间，趾蹼缘的后方赤白肉际处。

动作标志：需作出相应的动作才能显现出来的标志，如张口取耳屏前凹陷处为听宫穴。

三、常见的按摩手法

　　按摩疗法是一种治疗疾病的手段。它是用手在人体上连续施力来治病的方法。按摩与穴位结合祛病强身，常常能起到事半功倍的效果。

　　按摩的方法不同，其效果也不一样。按摩的手法主要包括基本手法、复合手法和运动关节手法三大类。下面为大家介绍常用的基本手法。

　　1.推法：用拇指指腹或指侧面贴于治疗部位，通过有节律的腕关节活动和拇指关节的屈伸，使力作用于患处；或用食、中二指着力于治疗部位来回有规律地推动；或用手掌贴于体表做回旋推转动作；或用大、小鱼际紧贴体表做回旋推转的动作。适用于全身各个部位。

　　2.拿法：用单手或者双手的拇指与其余四指相对，握住施术部位，相对用力，并做持续、有节律的提捏动作，称为拿法。拿法主要用于颈部、肩背部及四肢部位。在临床应用的时候，拿后需配合推抹动作，以缓解刺激引起的不适。注意拿捏时间不要过长，次数不宜过多。

　　3.按法：用指、掌根或肘深压于体表某部位或穴位，称为按法，有镇静止痛、放松肌肉的作用。指按法适用于全身各部位穴位；掌根按法常用于腰背及下肢部位穴位；肘按法压力最大，多用于腰背、臀部和大腿部位穴位。

　　4.揉法：揉法指的是用指、掌、肘部贴于肌体表面某些部位或穴位，或在反射区上做柔和缓慢的回旋转动或摆动，并带动皮下组织一起揉动的一类按摩手法。揉法具有宽胸理气、消积导滞、祛风散寒、舒经通络、活血化瘀、消肿止痛、缓解肌肉痉挛等作用。

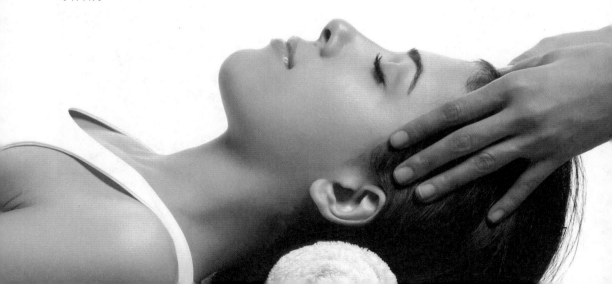

四、按摩的适应证、禁忌证及注意事项

1.按摩的适应证

按摩治疗的范围很广，无论是外科、内科、妇科、五官科还是保健美容方面都适用，尤其是对于慢性病、功能性疾病疗效较好。但是它也不能包治百病，有些疾病便不适合通过按摩来进行治疗。通过长期临床实践得出按摩有以下适应证：

（1）外科：肩周炎、腕关节扭伤、腱鞘炎、落枕、颈椎病、急性腰扭伤、慢性腰肌劳损、腰椎间盘突出症、膝关节炎、踝关节扭伤等。

（2）内科：不寐、中风后遗症、胃痛、泄泻、便秘、胁痛、头痛、口眼㖞斜、近视、焦虑症、抑郁症等。

（3）妇科：月经不调、痛经、产后缺乳、乳腺炎、乳腺增生等。

（4）儿科：感冒、发热、咳嗽、厌食、腹泻、便秘、遗尿、夜啼等。

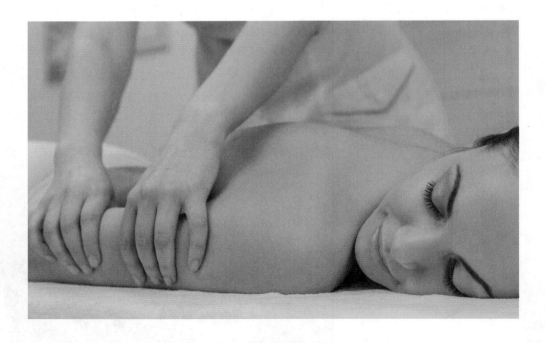

2.不宜按摩人群

（1）脑部出现栓塞和处于急性发作期的脑出血患者，以及各种恶性肿瘤患者。

（2）出现了皮肤破溃或患有妨碍按摩的皮肤病患者。

（3）患伤寒、乙脑、霍乱以及其他急性传染病的病人。

（4）皮肤常有瘀斑或过敏性紫癜患者、皮肤容易出血者。

（5）患有诊断不明的急性颈部脊椎损伤伴有脊髓病的患者。

（6）癌症、恶性贫血、久病体弱而又极度消瘦的患者要禁用头部按摩。

（7）处于特殊生理期，如月经期和怀孕期的妇女，均不宜按摩。

（8）精神病患者或精神过度紧张的人不宜按摩。

总之，在使用按摩疗法之前，一定要了解哪些症状和疾病是不宜用按摩来治疗的，以免保健不成，反而对身体造成伤害。

3.按摩时的注意事项

通过自我按摩进行防病、治病时，先要选准穴位，选准穴位之后就可以开始进行按摩了。需要注意的是，在对不同的穴位进行按摩时，力度也是各不相同的，大体上要遵循以下这几个原则：

（1）先轻后重：对身体进行按摩时，力度要注意先轻后重，这样能够让身体有一个适应的过程。

（2）宜慢不宜快：按摩时速度不宜过快，应注意保持柔和的速度，速度要均匀，太快就会显得生硬、粗暴，甚至还会产生不良反应。

（3）胖人用力略重：胖人的脂肪层较厚，所以对于外来的压力会有一定的缓冲，胖人在进行自我按摩时，只有用力略重才能起到治疗效果。

（4）不同部位用力不同：按摩不同的部位时，要使用不同的力度，如腰部、臀部、腿部力度可大；胸前、腹部力度适中；头部要略微轻柔，但也不能太轻；肾部不能拍打、击打。总之，以按摩时有适度的酸胀、麻木、舒适感为宜。

（5）按揉头部穴位时力量要轻，人的头部肌肉层很薄，也比较敏感，所以在对头部进行按摩时，用力要轻。

五、按摩养生，女性美丽健康的法宝

1.排毒通便

近年来，患便秘的中青年人数呈明显上升趋势。工作压力大，心理过度紧张，加上身体缺乏锻炼、活动量小，都是导致便秘的主要原因。便秘会导致毒素堆积在体内，影响身体健康。

特效穴位包括天枢穴、石门穴、关元穴。另外，再加上支沟穴、足三里穴、大肠俞穴、神阙穴、气海穴，效果会更佳。

第一步：

天枢穴：位于腹中部，横平脐中，脐中旁开两寸。

按摩方法：用手掌心或手掌大鱼际分别按摩两侧的天枢穴，各按揉1分钟。

第二步：

石门穴：位于下腹部，脐下2寸。

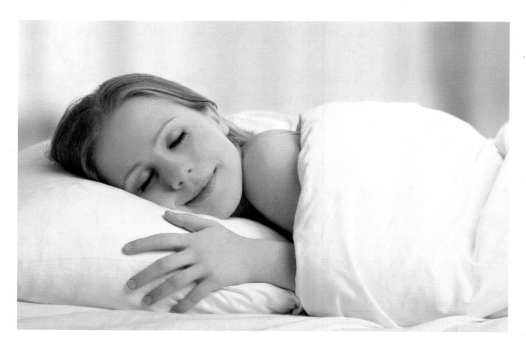

按摩方法：用手掌心按揉石门穴1分钟，以穴位处感觉温热、酸胀为度。

第三步：

关元穴：位于下腹部，脐下3寸。

按摩方法：用手掌心按揉关元穴1分钟，以穴位处感觉温热、酸胀为度。

2.益气养血

气血对人体最重要的作用就是滋养。女人"以血为本"，气血充盈则头发亮泽、面容姣好、肌肤光滑、精神饱满、感觉灵敏。若气血不足则面色无华、皮肤干燥、毛发枯萎等。

特效穴位包括气海穴、血海穴、足三里穴。另外，再加上关元穴、中极穴，效果会更佳。

第一步：

气海穴：位于腹正中线上，脐下1.5寸。

按摩方法：用手指指腹垂直点按气海穴1分钟，以局部感觉温热、酸胀为度。

第二步：

血海穴：位于大腿内侧，髌骨内上缘上2寸，当股四头肌内侧的隆起处。

按摩方法：用手指指腹垂直按揉一侧血海穴，以局部出现酸胀感为度，再换另一侧按揉。也可两侧同时进行。按揉1～3分钟。

第三步：

足三里穴：位于小腿前外侧，胫骨前嵴外侧一横指处。

按摩方法：用手指指腹垂直按揉一侧足三里穴，以局部出现酸胀感为度，再换另一侧按揉。也可两侧同时进行。按揉1～3分钟。

3.美容养颜

爱美是女人的天性，容颜亮丽气色好，确实能为女人增添不少光彩。但是女人具有特殊的生理变化，过了黄金年龄后，容颜极易衰老，气色也会变得越来越差。因此，要想靓丽容颜永驻，就得长期坚持保养，按摩不失为美容养颜的一种好手段。

特效穴位包括印堂穴、颊车穴、颧髎穴。另外，再加上血海穴、三阴交穴、足三里穴、太阳穴，效果会更佳。

第一步：

印堂穴：位于额部，当两眉头中间。

按摩方法：用食指和中指指腹按揉印堂穴2分钟，以皮肤潮红发热为度。

第二步：

颊车穴：位于面颊部，下颌角前上方约一横指，咀嚼时咬肌隆起处。

按摩方法：用两手中指与无名指推揉颊车穴，由下往上推50次，以皮肤潮红发热为度。

第三步：

颧髎穴：位于面部，目外眦直下，颧骨下缘凹陷处。

按摩方法：用两手中指与无名指推揉颧髎穴，由下往上推50次，以皮肤潮红发热为度。

4.瘦身减脂

现代社会物质资源极其丰富，生活条件越来越优越，人们的饮食标准也越来越高，导致体内摄入的能量与消耗的能量形成了严重的不平衡，"入"常常大于"出"，这是导致很多人发胖的根本原因。

特效穴位包括天枢穴、气海穴、消泺穴。另外，再加上内关穴、足三里穴、三阴交穴、关元穴，效果会更佳。

第一步：

天枢穴：位于腹部，横平脐中，脐中旁开2寸。

按摩方法：用两手拇指指腹垂直向下按揉天枢穴，力度由轻到重，以皮肤潮红发热为度。

第二步：

气海穴：位于腹正中线上，脐下1.5寸。

按摩方法：用拇指指腹垂直向下按揉气海穴，力度略重，按揉1~3分钟。

第三步：

消泺穴：位于臂外侧，当清冷渊穴和臑会穴连线中点上。

按摩方法：用拇指指尖掐按一侧消泺穴，以有酸胀感为度，掐按1~3分钟。换另一侧操作。

5.丰胸美乳

女性朋友们都想拥有健康、圆润、坚挺的胸部。而乳房会随着女人的生育、年龄的增长，开始出现不同程度的下垂、松弛，不再丰满。但现在存在着很多良莠不齐、真假难辨的丰胸方法，操作不当或盲目跟风都有可能适得其反。有效的按摩，有利于打通胸部堵塞的乳腺，可以帮助胸部塑形，保持乳房娇嫩丰满。

特效穴位包括膻中穴、乳根穴、天宗穴。另外，再加上中脘穴，效果会更佳。

第一步：

膻中穴：位于胸部，两乳头连线的中点。

按摩方法：用拇指指腹轻轻按揉膻中穴1～3分钟，力度由轻到重，以皮肤潮红发热为度。

第二步：

乳根穴：位于胸部，第五肋间隙，距胸正中线4寸。

按摩方法：用两手拇指指腹推按两侧乳根穴1～3分钟，力度略轻，可逐渐加力，做环状运动。

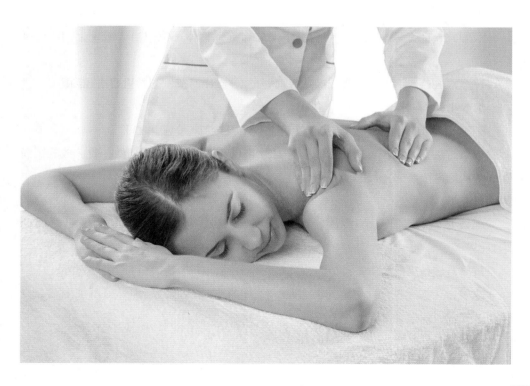

第三步：

天宗穴：位于肩胛冈下窝的中央，与第四胸椎相平。

按摩方法：用拇指指尖垂直掐按天宗穴，力度略重，以有酸胀感为宜，左右各掐按1～3分钟。

6.调经止带

女性每个月都有几天颇为烦恼的日子。有规律、无疼痛地度过了还算好，如果遇到不规律的时候，的确够女性朋友们烦恼的。月经是女性机体由于激素的调节而呈现的有规律的周期性子宫内膜脱落现象。月经不调是指月经的周期、经色、经量、经质发生了改变。

白带和月经一样，是一种正常的生理周期。正常的白带为乳白色或无色透明状、无味，一旦白带发生量、色、质、气味的变化，则说明白带异常。不管是月经不调还是白带异常，都会给身体带来不适。所以，女性朋友们要重视，必要时应及时就医。

改善月经不调的特效穴位包括八髎穴、阴包穴、阴陵泉穴。再加上命门穴、气海穴、血海穴、足三里穴，效果会更佳。

第一步：

八髎穴：即上髎、次髎、中髎和下髎之合称，具体部位相当于骶骨上的四对骶后孔。

按摩方法：双手手掌相叠按揉八髎穴5分钟，操作时按压的力量要由轻到重。

第二步：

阴包穴：位于大腿内侧，当股骨内上髁上4寸，股内肌与缝匠肌之间。

按摩方法：拇指与食指、中指相对成钳形，用力捏住阴包穴，做一收一放的揉捏动作，两侧各按摩5分钟。

第三步：

阴陵泉穴：位于小腿内侧，胫骨内侧髁下缘，当胫骨后缘和腓肠肌之间凹陷处。

按摩方法：用拇指指腹揉按阴陵泉穴1～3分钟，以局部皮肤潮红发热为度。

改善白带异常的特效穴位包括中极穴、归来穴、阴廉穴。另外，再加上三阴交穴、关元穴，效果会更佳。

第一步：

中极穴：位于腹部正中线上，当脐中下4寸。

按摩方法：用手指指腹按揉中极穴，力度略重，做环状运动，按揉1~3分钟。

第二步：

归来穴：位于下腹部，脐中下4寸，旁开2寸。

按摩方法：用两手拇指指腹同时按揉两侧归来穴1~3分钟，至局部出现微热感为佳。

第三步：

阴廉穴：位于大腿内侧，当耻骨联合上缘旁开2寸，再直下2寸，长收肌外缘。

按摩方法：用两手拇指指腹按揉两侧阴廉穴1~3分钟，动作宜轻柔。

7.淡化黄褐斑

黄褐斑，又称"蝴蝶斑""肝斑"，为面部的褐色色素沉着。内分泌异常是本病发生的主要病因，与妊娠、月经不调、痛经、失眠、慢性肝病及日晒等有一定的关系。临床主要表现为颊部对称蝶状分布的黄褐色斑片，边缘清楚。

特效穴位包括合谷穴、血海穴、三阴交穴。再加上足三里穴、太冲穴效果会更佳。

第一步：

合谷穴：位于手背，第一、二掌骨间，近第二掌骨之中点处。

按摩方法：搓热双手掌心后，迅速覆盖在合谷穴上，以顺时针方向轻轻按摩30次，再用拇指指尖掐按合谷穴2分钟。然后换另一侧操作一遍。

第二步：

血海穴：位于大腿内侧，屈膝，髌骨内上缘上2寸，当股四头肌内侧头的隆起处。

按摩方法：搓热双手掌心后，迅速覆盖在血海穴上，以顺时针方向轻轻按摩30次，以温热为度。然后换另一侧操作一遍。

第三步：

三阴交穴：位于小腿内侧内踝尖上3寸，胫骨内侧面后缘。

按摩方法：用拇指指腹按压三阴交穴，以每秒1~2次的频率按压1分钟。

8.改善阴虚体质

阴虚体质是中医所说的一种体质，是指当脏腑功能失调时，易出现体内阴液不足，阴虚生内热的证候。阴虚内热反映为胃火旺，能吃能喝，却怎么也不会胖，虽然看起来瘦，但是形体往往紧凑精悍，肌肉松弛。阴虚的人还会"五心烦热"，即手心、脚心、胸中发热，但是体温正常。

特效穴位包括气海穴、关元穴、中极穴。另外，再加上血海穴、足三里穴、太溪穴，效果会更佳。

第一步：

气海穴：位于腹正中线上，脐下1.5寸。

按摩方法：患者取仰卧位，医者用手指指腹垂直点按气海穴1分钟，以局部出现酸胀感为度。

第二步：

关元穴：位于下腹部，脐下3寸。

按摩方法：用拇指指腹按摩关元穴，以顺时针方向按摩5分钟，至腹部出现温热感为宜。

第三步：

中极穴：位于腹部正中线上，当脐中下4寸。

按摩方法：用拇指指腹按摩中极穴，以顺时针方向按摩5分钟，至腹部出现温热感为宜。